Monthly Book
Medical Rehabilitation
編集企画にあたって………

　最近，リハビリテーション科医として日々の診療で感じることとして，明らかに私が若手医師だった頃と比較して，失語症患者の診療を行う機会が減ったことである．本当に，失語症患者はどこへいったのだろうと感じる時がある．少子高齢化社会において，脳血管障害，頭部外傷，認知症，変性疾患の患者は増加傾向とは言わなくとも，急激な減少に至っていないと推察される中で診療の機会が減ってきた要因はやはり，失語症に対する医療者側の失語症の障害としての認知度とそれに伴う社会参加の弊害への認識の低さであろう．特に，回復期リハビリテーションにおける失語症や高次脳機能障害が，日常生活上の能力として重きをおいて評価されていない点も関係していると思われる．またもう1つの要因は，在宅，地域における失語症のリハビリテーションの受け皿が十分でない点であろう．そのため，一度医療の手を離れ，介護保険制度でサービスを得ている失語症は，その後にリハビリテーション専門職に出会う機会が少ないのではないかと考える．

　私は，幸運なことにリハビリテーション科医として，若手の頃に多くの失語症患者の診療の機会を得て，加えて非侵襲的刺激療法と言語療法による失語症患者の多くの改善を目の当たりにした．その時感じたことは，発症から慢性期，特に年単位で経過したとしても，失語症は改善の可能性があるということである．現在私は，古典的に感覚性失語に分類される失語症患者に対して5年間診察と言語療法の継続をしているが，驚かされることは，5年目にしてもまだ言語機能に変化がある点である．慢性期における言語療法の可能性，また失語症に対する言語療法が単なる機能改善のみならず，社会参加の架け橋になること，加えて地域におけるセーフティーネットになっていると感じている．またこれら長期にわたり言語療法を継続できる患者が，ごく少数に限られることも確かである．しかし私は自身の経験に基づき，失語症患者の機能の改善と社会参加を模索することが，重要であること，またそれが失語症に対するリハビリテーションに求められていることだと考えている．

　近年においては，急性期脳卒中治療の向上に伴って，明らかに古典的分類に分類されない失語症患者の増加に伴う新たな分類と治療戦略を検討する必要があると思う．これらのことを踏まえて，本企画を検討した．

　今回，失語症の評価や治療における最前線で活躍される先生方にご執筆いただいた．失語症に対するリハビリテーションの在り方が問われていると思う現状で，失語症が如何に社会参加の障壁となっているのか，また新たな分類方法，評価方法，エビデンスに基づく言語療法や新たな治療アプローチなど，最新のエビデンスに基づく視点が失語症診療に関わる多くの医療従事者にとって有益な情報となり，日々の診療に役立つことを願っている．

2024年12月
原　貴敏

Key Words Index

和　文

— あ行 —

意思決定支援　73
意味性原発性進行性失語　42
運動障害性構音障害　31
SLTA 総合評価法得点　67
エビデンス　49

— か行 —

外傷性脳損傷　31
活動と参加　73
機能回復　67
機能低下　67
機能の再編成　24
機能の修復　24
言語情報処理モデル　24
言語治療　49
言語療法　42
原発性進行性失語　42
後天性脳損傷　31

— さ行 —

CIU による談話検査　16
失語症　16, 49, 56, 67
失語症サロン　73
失語症者向け意思疎通支援事業　73
失語症とともに生きるアウトカム測
　定のための概念的枠組　1
失語症のベストプラクティス提言　1
失語症への生活　1
人生参加アプローチ　1

— た行 —

WAB 失語症検査　7
談話　16
長期予後　67
治療効果　49

— な行 —

ニューロモジュレーション　56
認知コミュニケーション障害　31
認知神経心理学　24

— は行 —

反復性経頭蓋磁気刺激　56
非侵襲的脳刺激法　56
標準失語症検査　7
非流暢／失文法型原発性進行性失語
　　42

— ら行 —

リハビリテーション　56
老研版失語症鑑別診断検査　7
ロゴペニック型原発性進行性失語
　　42

欧　文

— A —

acquired brain injury　31
activity and participation　73
aphasia　16, 49, 56, 67
aphasia salon　73
Aphasia United Best Practice
　Recommendations for Aphasia；
　BPR　1

— C —

cognitive communication disorders
　　31
cognitive neuropsychology　24
communication support project for
　people with aphasia　73
Correct Information Unit；CIU　16

— D —

decline in language function　67
discourse　16
Discourse Test using Correct Infor-
　mation Unit；DTCIU　16
dysarthria　31

— E・G・J —

evidence　49
general scores on standard
　language test of aphasia　67
J-AIQ；The Japanese version of the
　Aphasia Impact Questionnaire　7

J-CAT；The Japanese version of the
　Comprehensive Aphasia Test　7

— L —

language processing model　24
life participation approach to
　aphasia；LPAA　1
living with aphasia；framework for
　outcome measurement；
　A-FROM　1
logopenic variant PPA　42
long-term prognosis　67

— N —

Neuromodulation　56
NIBS；non-invasive brain
　stimulation　56
non-fluent/agrammatic variant
　PPA　42

— P・R —

primary progressive aphasia　42
recovery of language function　67
rehabilitation　56
reorganization of functions　24
repair of functions　24
rTMS；repetitive transcranial mag-
　netic stimulation　56

— S —

semantic variant PPA　42
speech therapy　42
speech-language therapy　49
Standard Language Test of
　Aphasia　7
supported decision making　73

— T・W —

The Roken Test for Differential
　Diagnosis of Aphasia　7
The Western Aphasia Battery　7
therapeutic efficacy　49
traumatic brain injury　31

Writers File

ライターズファイル（50音順）

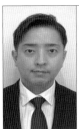

川上勝也
（かわかみ かつや）

2008年	琉球大学法文学部人間科学科卒業
2010年	国立障害者リハビリテーションセンター学院言語聴覚学科卒業
2010年	東京慈恵会医科大学附属病院リハビリテーション科
2017年	同大学葛飾医療センターリハビリテーション科
2020年	同大学附属第三病院リハビリテーション科
2022年	東京工科大学医療保健学部リハビリテーション学科言語聴覚学専攻，助教
2024年	上智大学大学院博士後期課程修了（言語学博士）

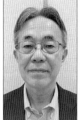

中村　光
（なかむら ひかる）

1984年	慶應義塾大学法学部法律学科卒業
1992年	専門学校日本聴能言語福祉学院聴能言語学科卒業
1992年～2000年	同校補聴言語学科，専任教員
2000年	岡山県立大学保健福祉学部保健福祉学科，助教授
2007年～現在	同大学現代福祉学科，教授
	博士（医学），言語聴覚士

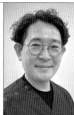

山本　徹
（やまもと てつ）

2001年	上智大学文学部社会福祉学科卒業
2004年	国立身体障害者リハビリテーションセンター学院言語聴覚学科卒業
2004年	医療法人社団永生会永生病院
2010年	同法人在宅総合ケアセンター
2020年	同法人同センター，副センター長
2022年	日本社会事業大学大学院福祉マネジメント学科修了

資格：言語聴覚士，社会福祉士，精神保健福祉士，日本摂食嚥下リハビリテーション学会認定士

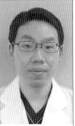

櫻井義大
（さくらい よしひろ）

2019年	東京慈恵会医科大学医学部医学科卒業 東京慈恵会医科大学葛飾医療センター，初期臨床研修医
2021年	東京慈恵会医科大学附属柏病院リハビリテーション科，准診療医員
2022年	東京慈恵会医科大学附属病院リハビリテーション科，准診療医員
2023年	国家公務員共済組合連合会九段坂病院リハビリテーション科，診療医員
2024年	東京慈恵会医科大学リハビリテーション医学講座，助教

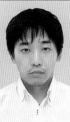

原　貴敏
（はら たかとし）

2009年	岩手医科大学卒業
2011年	東京慈恵会医科大学リハビリテーション医学講座入局
2013年	京都大原記念病院リハビリテーション科
2014年	東京慈恵会医科大学附属病院リハビリテーション科
2017年	同大学附属第三病院リハビリテーション科
2018年	ウエスタン大学パークウッド研究所，リサーチフェロー
2020年	東京通信病院リハビリテーション科
2022年	国立研究開発法人国立精神・神経医療研究センター病院身体リハビリテーション部，部長
2024年04月	同病院教育研修部，部長併任
2024年06月	東京慈恵会医科大学リハビリテーション医学講座，准教授　派遣

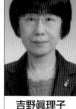

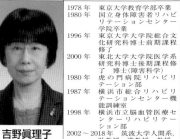

吉野眞理子
（よしの まりこ）

1978年	東京大学教育学部卒業
1980年	国立身体障害者リハビリテーションセンター学院卒業
1996年	東京大学大学院総合文化研究科博士前期課程修了
2000年	東北大学大学院医学系研究科博士後期課程修了　博士（障害科学）
1980年	虎の門病院リハビリテーション部
1987年	横浜市総合リハビリテーションセンター機能訓練室
1998年	横浜市立脳血管医療センターリハビリテーション部
2002～2018年	筑波大学人間系，助教授→准教授→教授

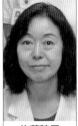

佐藤睦子
（さとう むつこ）

1977年	秋田大学教育学部卒業
1978年	大阪教育大学特殊教育特別専攻科修了 秋田県立脳血管研究センター
1984年	南東北脳神経外科病院（現：総合南東北病院）
1990年	同病院神経心理学研究部門，科長

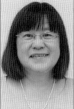

廣實真弓
（ひろざね まゆみ）

1990年	上智大学大学院博士前期課程修了
2013年	同大学院　博士（言語学）取得
1990年	言語聴覚士として勤務
2011年	帝京平成大学言語聴覚学科，准教授
2014年～2024年	同大学，教授
2024年	埼玉医科大学病院神経精神科・心療内科

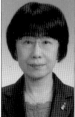

吉畑博代
（よしはた ひろよ）

1985年	国立身体障害者リハビリテーションセンター学院卒業
1995年	広島県立保健福祉短期大学言語聴覚療法学科，講師
2001年	広島大学博士（心理学）取得
2007年	県立広島大学保健福祉学部コミュニケーション障害学科，教授
2013年	上智大学言語科学研究科言語学専攻言語聴覚研究コース，教授

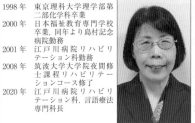

中川良尚
（なかがわ よしたか）

1998年	東京理科大学理学部第二部化学科卒業
2000年	日本福祉教育専門学校卒業，同年より島村記念病院勤務
2001年	江戸川病院リハビリテーション科勤務
2008年	筑波大学大学院夜間修士課程リハビリテーションコース修了
2020年	江戸川病院リハビリテーション科，言語療法専門科長

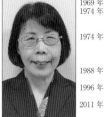

藤田郁代
（ふじた いくよ）

1969年	広島大学文学部卒業
1974年	国立障害者リハビリテーションセンター学院卒業
1974年	国立障害者リハビリテーションセンター病院，言語聴覚士・学院講師
1988年	医学博士（東京大学医学部）
1996年	国際医療福祉大学言語聴覚学科，教授
2011年	国際医療福祉大学大学院医療福祉学研究科言語聴覚分野，教授

前付 3

Contents

知っておきたい！
失語症のリハビリテーション診療

編集／国立精神・神経医療研究センター病院部長　原　貴敏

失語症治療の概念　　　　　　　　　　　　　　　吉野眞理子　　*1*

失語症治療においては，失語症のある人の生活／人生における関心事に焦点を当て，失語症のある人の心理社会的ニーズを充たすよう様々なアプローチを用いて支援する．

失語症の評価—最近のトピック J-CAT—　　　　　吉畑　博代　　*7*

失語症の言語機能を総合的に調べる評価法として，我が国で比較的よく使用されている3つの検査の特徴などを説明する．その後，我々が現在作成中のComprehensive Aphasia Test(Swinburn ら，2004)の日本語版 J-CAT を紹介する．

新しい失語症の評価
—Correct Information Unit による談話検査(DTCIU)について—　　川上　勝也　　*16*

本邦で使用されている失語症の談話評価法を概説し，筆者が開発した CIU による談話検査(Discourse Test using Correct Information Unit, DTCIU)を紹介する．

失語タイプと言語療法—最近のトピック—　　　　　中村　　光　　*24*

近年の失語症臨床では，認知神経心理学的アプローチが主流である．それが生まれてきた背景から具体的な訓練の展開まで解説した．

脳損傷患者に対する言語療法　　　　　　　　　　　廣實　真弓　　*31*

失調性構音障害を例にとり初学者が難渋する構音の誤りの要因を分析し，介入する方法を紹介した．また認知コミュニケーション障害の症状から問題点を分析していくアプローチを紹介した．

Monthly Book

MEDICAL REHABILITATION No. 308/2024.12 目次

編集主幹／宮野佐年　水間正澄　小林一成

原発性進行性失語に対する言語療法　　　　　　　佐藤　睦子　*42*

「できない機能」に対する訓練だけではなく「できる機能」にも目を向け，その人なりの役割を担った生活を送れるよう支援をすることが大切である．

脳卒中後の失語症に対する言語治療のエビデンス　　藤田　郁代　*49*

この十数年，失語症の言語治療効果を実証するエビデンスレベルの高い研究が次々と発表され，言語回復に関連する要因がよりはっきりしてきた．これを基に言語治療のあり方について考察する．

失語症とニューロモジュレーション　　　　　　　櫻井　義大ほか　*56*

失語症に対する Neuromodulation つまりは，非侵襲的脳刺激療法，中でも反復性経頭蓋磁気刺激（rTMS）治療を概説した．失語症の rTMS 治療の発展の経緯と臨床上の注意を述べた．

言語リハビリテーション治療の長期効果　　　　　中川　良尚　*67*

失語症は長期にわたって回復を認める症例が多いことや，予後に重要な要因は，発症年齢，Wernicke 領野を含む病変の有無，発症 3 か月時の失語症重症度などであることを解説する．

失語症がある人の地域支援　　　　　　　　　　　山本　徹　*73*

失語症がある人の地域支援は，本人の意思決定に基づく活動と参加の促進が重要である．本人，意思疎通支援者，行政，言語聴覚士の 4 者協働による包括的支援について述べた．

❖キーワードインデックス　前付 2
❖ライターズファイル　前付 3
❖ピンボード　81
❖既刊一覧　88
❖次号予告　90

読んでいただきたい文献紹介

失語症に関わるおすすめの著書や文献を紹介します.

1) ルリヤ AR 著, 鹿島晴雄訳, ルリヤ　神経心理学の基礎　脳のはたらき, 創造出版, 1999.
   失語症に限らず, 高次脳機能障害を含めて基本的な脳機能をベースに考えたい時に役立つ1冊.

2) Lam JM, Wodchis WP：The relationship of 60 disease diagnoses and 15 conditions to preference-based health-related quality of life in Ontario hospital-based long-term care residents. *Med Care*, **48**(4)：380-387, 2010.
   失語症が社会生活上において, 大きな障壁・障害になることを表している論文.

3) Berube S, Hillis AE：Advances and innovations in aphasia treatment trials. *Stroke*, **50**(10)：2977-2984, 2019.
   失語症の治療において革新的な報告をまとめた論文.

4) Li T, et al：Effects of repetitive transcranial magnetic stimulation with different frequencies on post-stroke aphasia：A PRISMA-compliant meta-analysis. *Medicine*(*Baltimore*), **99**(24)：e20439, 2020.
   脳卒中後失語症に対する経頭蓋的磁気刺激療法の効果に関するメタ解析の論文.

5) Gallée J：A roadmap to enhance care for people living with primary progressive aphasia：what can be done now?. *Perspectives*, **8**(5)：847-862, 2023.
   進行性失語症に対する診断・評価から最新の治療までまとめられた総説.

6) 中川良尚ほか：失語症の超長期的経過—失語症の機能低下について—. 高次脳機能研究, **31**(4)：373-383, 2011.
   本特集では触れられていないが, 長期的な言語訓練の継続が, 失語症患者の機能の改善と維持に寄与する可能性について言及されている.

（原　貴敏）

特集／知っておきたい！失語症のリハビリテーション診療

失語症治療の概念

吉野眞理子*

Abstract 失語症の言語治療の概念における歴史的変遷を見ると，言語再教育，行動療法，刺激法，機能再編成法，ボストン学派のアプローチ，さらに語用論的，心理言語学的，認知神経心理学的アプローチなどがあった．最近では，失語症という障害に焦点を当てるのではなく，失語症のある個人の生活／人生における関心事に焦点を当てる LPAA（失語症への生活／人生参加アプローチ）が主流になりつつある．従来の心理社会的アプローチとも通じるが，ICF における機能障害のみならず活動制限と参加制約，環境因子，個人因子が評価・治療の枠組に組み入れられる．そうしたアウトカム測定のための概念的枠組として A-FROM が提唱されている．また失語症治療のあるべき姿を明文化したものに，「失語症のベストプラクティス提言（BPR）」がある．

Key words 失語症への生活／人生参加アプローチ（life participation approach to aphasia；LPAA），失語症とともに生きるアウトカム測定のための概念的枠組（living with aphasia：framework for outcome measurement；A-FROM），失語症のベストプラクティス提言（Aphasia United Best Practice Recommendations for Aphasia；BPR）

失語症治療の概念：20 世紀まで

失語症の言語治療は，古くは 19 世紀に Broca 自身が彼の患者に失われた言語を再教育しようとした試みに始まり，20 世紀初頭にかけてドイツ・オーストリア・フランス・アメリカなどで読み書き文法を子どもに教える方法を援用して行われた．その後，行動主義心理学による学習理論に基づいて，適切な強化子を用いて言語行動を変容させようとする方法が言語治療に適用されるようになった．さらに 20 世紀半ばにアメリカのセラピスト Schuell によって完成した刺激法は，失語症のある人々がほぼ健常だが使用できなくなっている言語能力へのアクセスを再獲得するのを可能にするよう適切な刺激を与えるプロセスを治療の中心に据えた．一方，ソ連では Luria の機能再編成の理論が生み出され，これは障害された経路を迂回する健常な下位システムの使用を学習することに基づくものであった[1]．

1960 年代から失語症学の中心はアメリカのボストンに移り，古典的局在論の再発見とともに失語症を流暢型・非流暢型に大きく二分し，臨床症状と脳病変部位に基づく失語症分類が確立した．治療も基本的に症候群に基づき，障害されている特定の言語モダリティーや行動のリハビリテーションに向けられた．一方，1970 年代半ばから発展してきた語用論を反映して，治療の中心は言語機能よりもコミュニケーション能力であるとし，

---

* Mariko YOSHINO，筑波大学人間系，元教授

失語症のある人々がコミュニケーション行為を遂行するために持てるものを活用することを治療目標とするアプローチが出てきた．代表的なものがPACE(promoting aphasic's communicative effectiveness)[2]である．さらに，認知神経心理学的アプローチでは，心理言語学的変数を駆使したきめ細かな評価を基に，言語過程の情報処理モデルの中に失語症における困難を位置づけ，治療アプローチはその分析に基づいて開発された[3]．

この間，小さないくつかの流れも見られた．19世紀，Jackson は，失語症は命題を形成する能力の障害と捉え，治療は患者の命題的言語を用いる能力を刺激することを中心にすべきであると唱えた．20世紀に入り Goldstein は，失語症は抽象的態度の障害であり，治療は抽象的な言語を理解し産生するよう患者を刺激することを重視すべきとした．また Wepman は，失語症は思考プロセスの障害であるとし，治療はまず思考中心あるいは内容中心の議論から始め，患者が思考に集中しトピックを保てるよう刺激し，次に患者が様々なトピックについて詳しく述べるよう励ますことを唱えた．Brown は，言語処理過程は進化の異なるレベルに対応する脳の異なるレベルから生じる事象であり，様々な失語症の形態は進化の様々な段階に出現した脳の構造の病変に対応するとし，治療はその系列におけるある段階から次の段階へ移行するよう促進するものとした[4]．

失語症治療の概念の転換

2000年に北米の言語臨床家たちによって提唱された"失語症への生活／人生参加アプローチ"(life participation approach to aphasia；LPAA)[5]は，失語症治療の概念を大きく転換させるものであった．すなわち失語症という障害に焦点を当てるのではなく，失語症のある個人の生活／人生における関心事に焦点を当てるという点である．失語症は慢性的障害であり，コミュニケーションの問題が生じることから，失語症のある人に社会的孤立，自律の消失，活動制限，役割喪失，アイデ

ンティティの変化などをもたらし得る．こうした心理社会的問題は古くから指摘されてきた[6]が，治療アプローチの中心に据えられることは少なかった．LPAA の哲学は，2001年に WHO(World Health Organization；世界保健機関)が総会で決定した国際生活機能分類(International Classification of Functioning, Disability and Health；ICF)[7]とも軌を一にするものである．ICF の枠組を言語治療に適用することで，それまで言語治療の中心であった機能障害への介入のみならず活動制限と参加制約への介入，さらに環境因子への介入，治療における個人因子の重視が明文化されるようになった[8]．もっとも言語治療の分野では20世紀後半からそうしたアプローチが提唱されてきており，PACE などのコミュニケーション重視アプローチは失語症のある人々が意味のある生活場面へ参加できるよう促すものでもあった．グループ訓練や言語リハビリテーション教室，職業復帰支援も，失語症のある人々の活動と参加を促進しようとするアプローチに含まれる[9]．Kagan[10]は，失語症のある成人のための支援つき会話を提唱したが，これは治療の対象を失語症のある本人から環境因子である会話パートナーへ拡げる画期的なアプローチであった．

さて LPAA では，評価・介入・研究の指針となる5つの原則を挙げている．第1に，生活参加の拡大を明確な目標に掲げ，失語症の影響を受けた人々が生活参加目標をどれほど達成できるか，そして失語症がこれらの目標の達成をどれほど妨げるかを評価し，生活への短期的・長期的参加を改善することに焦点を当てる．第2に，失語症のある人々すべてにサービスを受ける資格があるとする．LPAA は，失語症のある人が参加できるだけでなく参加者として価値を認められるような保護されたコミュニティを社会の中に作り上げることが不可欠であると考える．それゆえ介入は，より幅広い社会システムを，失語症のある人々がもっとアクセス可能なものに変えることに関わる．第3に，成功は文書で示された生活向上で測られる

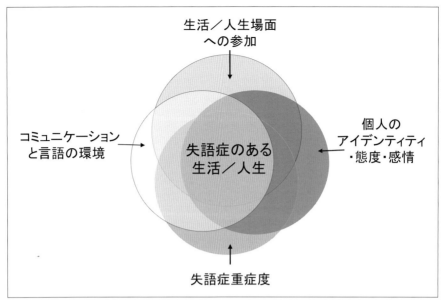

図 1. A-FROM

（文献 11 をもとに作成）

とされ，生活の質と失語症のある人自身の生活参加目標に適う程度を評価するようなアウトカム測定が求められる．第 4 に，個人因子も環境因子も介入の対象であるとされる．第 5 に，失語症の全経過を通じて必要なサービスが入手可能であることが強調される．LPAA は失語症発症とともに始まり，目標とした生活増進の変化が生じたと利用者と提供者が合意に達するまで続く．失語症の生活への影響は時とともに変わり，それは発症からの時間の長さにかかわらず取り組まれるべきである．それゆえ介入中断になっても，新しい生活目標を達成するニーズが感じられたら治療を再び受けられるとされる．

LPAA の哲学に即して，治療介入の実生活へのアウトカム測定のための概念的枠組を示したものが A-FROM（living with aphasia : framework for outcome measurement）である[11]．図 1 に示したように，ICF 身体構造と心身機能は「失語症重症度」，活動と参加はまとめて「生活／人生場面への参加」，環境因子は「コミュニケーションと言語の環境」，個人因子は「個人のアイデンティティ・態度・感情」としてそれぞれ円で表し，これらが重なる中心に「失語症のある生活／人生」を据える．ここでの個人因子は ICF よりも広く，中心の「失語症のある生活／人生」は QOL を暗示する概念である．「失語症重症度」には話す・聞く・読む・書くといったカテゴリーが含まれる．A-FROM は特定の評価ツールを示すものではなく，アウトカム測定において重要な領域とカテゴリーを明らかにするとされる．実際に A-FROM を適用する時には，失語症のある人とその家族・関係者からの入力が重視される．

一方，Simmons-Mackie[12]の唱える社会的アプローチでは，情報の交換より社会的関係を確立し維持することに焦点が当てられている．社会的アプローチの究極的目標は，失語症とともに生きることを促進することであり，コミュニケーションを通じて失語症のある人々が心理社会的ニーズを充たすのを支援する．治療アプローチには，全体的 QOL と選ばれた活動における参加を促進するという明示的目標が関わる．当然ながらこうした目標設定においては，失語症のある人々とその家族が臨床家と意思決定を分かち合い，治療は当事者中心の価値と実践を反映するよう導かれる．

表 1. 国際失語症連合による失語症のベスト・プラクティスへの提言

1. 脳損傷ないし進行性脳疾患のあるすべての患者はコミュニケーション障害のスクリーニングを受けるべきである.
2. コミュニケーション障害が疑われる人々は，資格を有する専門家(国により規定される)により評価されるべきである；評価は，スクリーニング検査にとどまらず，疑われるコミュニケーション障害の性質，重症度，それが個人にもたらす結果について確定されるべきである.
3. 失語症のある人々は，失語症，失語症の原因疾患(脳卒中など)，治療の選択肢についての情報を受け取るべきである. このことは急性期から慢性期に至るまで医療・福祉のすべての段階を通じて適用される.
4. 失語症のある人々は誰一人として，彼らのニーズや望みを伝達する手段(例：拡大代替コミュニケーションの使用，介助，訓練された補助伝達者)なしに，またはその達成のための方法や時期に関するサービス計画書なしに，サービスを停止されるべきではない.
5. 失語症のある人々は，コミュニケーションと人生／生活に意味のある効果をもたらすようデザインされた，集中的かつ個人に適した失語症セラピーを提供されるべきである. この治療的介入は，資格を有する専門家のスーパービジョンの下でデザインされ提供されるべきである. a) 治療的介入の内容には，機能障害に焦点を当てたセラピー，補助的コミュニケーション訓練，会話セラピー，活動や参加に焦点を当てたセラピー，環境調整およびコミュニケーション支援の訓練や拡大代替コミュニケーション(AAC)がある. b) 治療的介入の形式には，個別訓練，集団訓練，通信機器を用いたリハビリテーション，コンピューターを利用した訓練がある. c) 失語症のある人々は，非進行性の脳損傷(脳卒中など)であれ進行性の脳損傷であれ，治療的介入を享受する. d) 脳卒中およびその他の非進行性の脳損傷による失語症のある人々は，急性期および慢性回復期のいずれにおいても治療的介入を享受することができる.
6. コミュニケーション・パートナー訓練は，失語症のある人々のコミュニケーションを改善するために提供されるべきである.
7. 失語症のある人々の家族・介護者は，リハビリテーション過程に含まれるべきである. ●家族と介護者は，失語症の原因とそれがもたらす結果について教育と支援を受けるべきである. ●家族と介護者は，失語症のある人々とコミュニケーションをとるやり方を学ぶべきである.
8. 失語症のある人々のためのサービスは，文化的に適切かつ個人にとって意味のあるものであるべきである.
9. ケアの連続体を通じて(すなわち急性期から終末期まで)，失語症のある人々に関わる医療・保健，社会的ケアの提供者は，失語症について教育され，失語症におけるコミュニケーションを支援するよう訓練されるべきである.
10. 失語症のある人々が用いるよう意図された情報は，失語症があってもわかりやすくアクセスしやすい形式で利用可能にすべきである.

(文献 14 より引用)

失語症のベストプラクティス提言

　前項で述べた流れを受けて，2012 年に設立された国際失語症連合(Aphasia United；AU)において，失語症リハビリテーションのためのエビデンスに基づいたフォーマルな臨床ガイドラインが存在しないこと，リハビリテーションの道筋についてコンセンサスがないことから，ベストプラクティスのコンセンサスを確立するプロセスが開始された. その結果，現存の文献やガイドラインを基に専門家によるパネル，国際的オンライン・サーベイを経て失語症のベストプラクティス提言(Aphasia United Best Practice Recommendations for Aphasia；BPR)が完成した[13]. BPR の日本語訳および失語症のある人々にわかりやすいバージョンも作成された[14]. **表 1** に日本語訳 10 項目(序文は割愛)を示す. ここでは，当事者中心の失語症治療のあるべき姿が提示されている.

文 献

1) Howard D, et al：Aphasia therapy：historical and contemporary issues, Lawrence Erlbaum Associates, 1987.

2) Davis GA, et al：Adult aphasia rehabilitation, College-Hill Press, 1985.

3) Whitworth A, et al：A cognitive neuropsychological approach to assessment and intervention in aphasia：a clinician's guide. Second edition, Psychology Press, 2014.（長塚紀子 監訳, 失語症臨床の認知神経心理学的アプローチ：評価とリハビリテーションのためのガイドブック, 協同医書出版社, 2015.）
Summary 認知神経心理学的アプローチの解説および評価と解釈の方法, 厳選されたセラピー文献のレビューが示されている.

4) Hallowell B, et al：Introduction to language intervention strategies in adult aphasia. Chapey R(ed.), Language intervention strategies in aphasia and related neurogenic communication disorders. 5th ed, Wiliams & Wilkins, 3-19, 2008.

5) LPAA Project Group：Life participation approach to aphasia：A statement of values for the future. *ASHA Leader*, **5**(3)：4-6, 2000.

6) 吉野眞理子：失語症者およびその家族のカウンセリング. 聴能言語学研究, **8**：168-176, 1991.

7) World Health Organization：International Classification of Functioning, Disability and Health (ICF), World Health Organization, 2001.（障害者福祉研究会 編, 世界保健機関：国際生活機能分類：国際障害分類改定版(ICF). 中央法規, 1-243, 2002.）

8) Simmons-Mackie N, et al：Application of the ICF in aphasia. *Semi Speech Lang*, **28**：244-253, 2007.

9) 吉野眞理子：失語症のある人々の社会参加. 総合リハ, **46**(6)：533-536, 2018.

10) Kagan A：Supported conversation for adults with aphasia：methods and resources for training conversation partners. *Aphasiology*, **12**：816-830, 1998.

11) Kagan A, et al：Counting what counts：a framework for capturing real-life outcomes of aphasia intervention. *Aphasiology*, **22**(3)：258-280, 2008.
Summary 失語症のある人々における実生活へのアウトカム・アセスメントのための概念的ガイド.

12) Simmons-Mackie N：Social approaches to aphasia intervention. Chapey R(ed.), Language intervention strategies in aphasia and related neurogenic communication disorders. 5th ed, Lippincott Wiliams & Wilkins, 290-318, 2008.

13) Simmons-Mackie N, et al：The top ten：best practice recommendations for aphasia. *Aphasiology*, **31**：131-151, 2017.

14) 吉野眞理子：失語のベスト・プラクティス提言：国際失語連合からの報告. 高次脳機能研究, **36**：191-198, 2016.

リハビリテーション専門雑誌

Monthly Book **MEDICAL REHABILITATION**

詳しくはこちらから

膝スポーツ障害・外傷のリハビリテーション診療実践マニュアル

好評

2024年5月増大号　No.300
編集：津田英一（弘前大学教授）
定価：4,400円（本体4,000円＋税）
B5判，182ページ

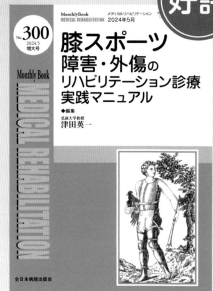

成長期から成人までのスポーツ選手における発生頻度の高い外傷・障害ごとに、損傷修復過程を妨げず、最大限の効果が得られるように適切な運動療法をスペシャリストが詳しく解説！

目次

- 膝前十字靱帯再建術におけるスポーツ復帰を目指したリハビリテーション診療
- 骨端線閉鎖前の膝前十字靱帯損傷に対するスポーツ復帰を目指したリハビリテーション治療
- 脛骨顆間隆起骨折に対するスポーツ復帰を目指したリハビリテーション診療
- 解剖学的3重束後十字靱帯再建術後のスポーツ復帰を目指したリハビリテーション診療
- 膝後十字靱帯損傷保存療法におけるスポーツ復帰を目指したリハビリテーション診療
- 膝内側側副靱帯損傷に対するスポーツ復帰を目指したリハビリテーション診療
- 半月板部分切除術後におけるスポーツ復帰を目指したリハビリテーション診療
- 半月板修復術におけるスポーツ復帰を目指したリハビリテーション診療
- 外側円板状半月板に対するスポーツ復帰を目指したリハビリテーション診療
- 膝関節周囲疲労骨折に対するスポーツ復帰を目指したリハビリテーション診療
- 腸脛靱帯炎・鵞足炎に対するスポーツ復帰を目指したリハビリテーション診療
- 小児の膝関節周囲骨端症に対するスポーツ復帰を目指したリハビリテーション診療
- 膝蓋腱症に対するスポーツ復帰を目指したリハビリテーション診療
- 大腿四頭筋腱・膝蓋腱断裂に対するスポーツ復帰を目指したリハビリテーション診療
- 膝蓋骨脱臼に対するスポーツ復帰を目指したリハビリテーション診療
- 膝離断性骨軟骨炎のスポーツ復帰を目指したリハビリテーション診療
- 成人の膝関節軟骨損傷に対するスポーツ復帰を目指したリハビリテーション治療
- 膝関節軟骨損傷に対する多血小板血漿（PRP）治療におけるスポーツ復帰を目指したリハビリテーション診療
- 変形性膝関節症保存治療におけるスポーツ復帰を目指したリハビリテーション診療
- 膝周囲骨切り術におけるスポーツ復帰を目指したリハビリテーション診療
- 人工膝関節術後のスポーツ活動とリハビリテーション治療

 全日本病院出版会　〒113-0033　東京都文京区本郷3-16-4　Tel：03-5689-5989
www.zenniti.com　　　　　　　　　　　　　　　Fax：03-5689-8030

特集／知っておきたい！失語症のリハビリテーション診療

失語症の評価
─最近のトピック J-CAT─

吉畑博代*

Abstract 失語症の言語機能面に関する評価法として，我が国で比較的よく使用されている標準失語症検査，老研版失語症鑑別診断検査(D.D.2000)，WAB失語症検査(日本語版)の3検査を取り上げて，その概要と検査結果のまとめ方の特徴を概説する．その後，最近のトピックとして，我々が作成中の Comprehensive Aphasia Test(Swinburn ら，2004)の日本語版 The Japanese version of the Comprehensive Aphasia Test(J-CAT)について述べる．CAT の構成や J-CAT の作成意義などを説明した後，下位検査を簡単に紹介する．多言語間で，国際比較が可能な J-CAT が我が国の失語症評価法の1つに加わることで，国際的な情報共有が行いやすくなると思われる．

Key words 標準失語症検査(Standard Language Test of Aphasia)，老研版失語症鑑別診断検査(The Roken Test for Differential Diagnosis of Aphasia)，WAB失語症検査(The Western Aphasia Battery)，J-CAT(The Japanese version of the Comprehensive Aphasia Test)，J-AIQ(The Japanese version of the Aphasia Impact Questionnaire)

はじめに

失語症者の言語・コミュニケーションの症状や心理社会的問題は様々である．そのため，まず失語症状や心理社会的問題を適切に評価する必要がある．評価の目的は主には次の4点である．①保たれている言語機能や障害されている言語機能を明らかにし，失語症のタイプや重症度を判定する．②失語症以外のコミュニケーション障害や高次脳機能障害との鑑別を行う．③日常コミュニケーションや心理社会面の問題などを把握する．④リハビリテーションの方針およびゴールを設定するために，本人や家族のニーズを探り，失語症当事者とその失語症者に関わるチームが協働する環境を作る，などが挙げられる．これらの目的を達成するためには，まず言語の4側面，「聴く」「話す」「読む」「書く」の言語機能を総合的に評価することが大切である．失語症に対する評価の重要性について，脳卒中治療ガイドライン[1]では，「系統的な評価を行うことが勧められる」とされ，その推奨度はA(強い推奨)であることが示されている．

本稿では，言語機能を総合的に調べる3つの失語症検査を紹介する．その後，我々が作成中の新しい失語症検査 J-CAT(The Japanese version of the Comprehensive Aphasia Test)について述べる．

我が国における失語症の評価

1950年代後半，我が国では疾病構造の変化から高齢疾患，特に脳卒中後遺症を持つ患者の増加が大きな問題となりはじめ，片麻痺や言語障害がある人達への対応が緊急の課題となってきた[2]．また当時，失語症状を客観的に評価できる検査はなかった．そのような中，国立ろうあ者更生指導

---

* Hiroyo YOSHIHATA, 〒102-8554 東京都千代田区紀尾井町 7-1 上智大学大学院言語科学研究科言語学専攻言語聴覚研究コース，教授

所(現国立障害者リハビリテーションセンター)の笹沼[3]が, 米国の Schuell による A Short Examination for Aphasia の日本版, 失語症簡易検査を作成・実施したことを報告した. この検査は, その後, シュール-笹沼失語症簡易検査として全国各地のリハビリテーション病院で使用されるようになり[4], 日本における失語症検査の開発・標準化につながった.

現在, 我が国において, 失語症の言語機能を総合的に調べる検査として, 標準失語症検査(Standard Language Test of Aphasia; SLTA), 老研版失語症鑑別診断検査(D.D.2000), WAB 失語症検査(日本語版)の3種類がある. 各検査に含まれる下位検査の内容や問題数などは, それぞれ異なり, 検査ごとに特徴がある. この3検査について, 概要と検査結果のまとめ方の特徴を記す.

総合的な失語症検査

1. SLTA について

1965年, 我が国独自の失語症検査の標準化を目指して, 医師や失語症臨床家などの有志が集まり, 失語症コンピュータ研究グループとして活動を開始した. 前述のシュール-笹沼失語症簡易検査をもとに因子分析などの基礎的研究を実施し, 試案を作成した. 1970年以降, この検査法の開発は失語症研究会(韮山カンファレンス)に委ねられ, 全国的にデータを収集する環境が整った. 1974年に標準化が終了, 1975年に SLTA として完成版が出版された[5]. 総合的な失語症検査として, 現在我が国の臨床で最もよく利用されている.

SLTA の結果は, 3種のプロフィール(A〜C)にまとめることができる[6]. たとえばプロフィールC には, 下位検査ごとに, 失語症者200人のデータをもとにしたZ得点が記されているため, 当該失語症者の成績の位置づけを把握することができる. また SLTA から計19の下位検査を取り出すことで, 書字の因子(4項目), 発話の因子(3項目), 言語理解の因子(3項目)からなる計10点満点の失語症評価尺度を得ることができる[7].

2. 老研版失語症鑑別診断検査(D.D.2000)について

前述のシュール-笹沼失語症簡易検査の発表後, 笹沼は, Schuell が1962年に標準化した失語症鑑別診断検査 The Minnesota Test for Differential Diagnosis of Aphasia を母体とした日本版作成を目指し, 言語や文化的背景の相違などに基づく変更を行い, 老研版失語症鑑別診断検査を完成させた[8]. その後, 部分的改訂作業を経て, 新たな対象者についての標準化を行い, D.D.2000 が発行された[9].

D.D.2000 の結果は, ① モダリティ別プロフィル, ② Z スコアプロフィルにまとめることができる. さらに ③「単語の聴認知(高頻度語)」「呼称(高頻度語)」など9つの下位検査を取り出してその結果を合計することで, 失語症の重症度を算出することができる.

3. WAB 失語症検査(日本語版)について

英語版 The Western Aphasia Battery(Kertesz, 1982)の日本語版で, 杉下ら[10]によって開発・標準化された. この検査では検査得点から失語タイプを分類することができる. また英語版 WAB と近似度が高く, 臨床のみならず研究面でも, 英語圏との情報交換が可能である. 言語検査項目のほかに行為や構成に関する項目などを含んでおり, 失語指数(AQ)および大脳皮質指数(CQ)を算出することができる.

J-CAT の紹介

1. CAT について

CAT(Comprehensive Aphasia Test)は, 認知心理学的モデルに基づいて, 英国の Swinburn ら[11](2004年初版, 2022年第2版)が開発した総合的な失語症検査で, 3部構成となっている.

第1部は「認知機能スクリーニング検査」で, 言語機能に影響を及ぼす可能性のある認知機能障害の有無を調べる. 第2部は言語の4側面を調べる「言語機能検査」である. 障害構造を推定するために認知心理学的モデルが取り入れられ, 心理言語

学的な単語属性（出現頻度・心像性・文字と音との対応の規則性・単語の長さなど）が操作・統制されている．第1部と第2部は，各下位検査が比較的少ない項目数で構成されているため，短時間で実施できる．また第2部では，得られた検査得点から，失語症の重症度を算出することができる．第3部は失語症当事者に，失語症と生活の変化を尋ねる質問紙AIQ（Aphasia Impact Questionnaire）である．AIQは「コミュニケーション」「参加」「心理状態／満足感」の3領域で構成されている．失語症が「この1週間」の生活にどのような影響を及ぼしているか，当事者に聞いて，困りごとなどを把握する．全3部を実施することで，臨床に役立つ情報を得ることができる．

英国では，CATに先だって，認知心理学的モデルを用いた掘り下げ検査として，PALPA（Psycholinguistic Assessments of Language Processing in Aphasia）[12]が開発されていた．PALPAは多くの下位検査からなり，各下位検査の項目数も多く，その中から，必要な下位検査を取り出して実施する．CATのマニュアルには，PALPAとの関連性が示されている．そのためCATで推定された問題を，PALPAを実施することで，より詳細に調べることができる．その結果，障害構造に沿った訓練プログラムの立案につなげることができる．

2．J-CAT 作成に至る経緯とその意義

大槻[13]は，失語症をみる視点が，古典的失語症候群の考えから，要素的言語症候へと大きく変化してきたと述べている．その要因として，画像診断が発達したこと，脳梗塞の治療法の進歩や様々な脳損傷の既往をもつ高齢患者の増加などで非定型病巣が増えたこと，変性疾患による原発性進行性失語の診断基準が提起されたことなどを挙げている．これらのことが，音韻，喚語，単語理解，文産生などといった要素的言語症候という視点で，失語症をみる契機となったと説明している．

さらに人口の長寿化によって失語症になってからの人生も長くなっている．実際，退職を余儀なく

された軽度失語症者から「自宅にいてもすることがない」「失語症になった人は，どのように過ごしているのだろう」などといった話を聞くことがある．2018年からは，世界に先駆けた国レベルでの取り組みとして，失語症者向けの意思疎通支援者の養成・派遣事業が開始された．こうした取り組みなどを通して，今後，地域における失語症理解の促進や，その人の思いやニーズを把握して，その人らしい生活をサポートする体制を進めていくことが，引き続きの検討課題である．

以上のような変化に加えて，我が国においても失語症検査開発に関わる研究レベルでの発展がある．先に述べた3つの総合的な失語症検査の開発以降，我が国でも，認知心理学的モデルをもとに言語機能を詳細に調べる掘下げ検査として，失語症語彙検査[14]やPALPA[12]の日本語版であるSALA失語症検査[15]が開発された．両検査ともに，言語の4側面を総合的に調べるのではなく，対象者の症状に応じて，必要な下位検査を取り出して実施し，障害構造を明らかにする．これらの掘下げ検査が開発されたのは，我が国で日本語の単語属性に関するデータベースの研究が進んでいた時期であった．2000年前後に，日本語の言語属性に関するデータベース[16]が順次整備されたことで，単語属性に基づいた心理言語学的な検討が可能になってきた．その結果，認知心理学的モデルや単語属性をもとに，失語症状を分析し，その結果を訓練内容に反映させるという研究が増加した．

失語症をとりまく状況は，先に述べた総合的な失語症検査が開発された当時から大きく変化している．このような情勢を踏まえ，我々は全3部からなるCAT日本語版を作成するに至った．

3．J-CAT 作成に関する基本方針

CATでは，多言語へのadaptationの基本方針が整備されている[17]．具体的には，①検査の構成や方針は変えないが，単なる翻訳ではなく，社会・文化的背景を尊重する，②CATで使用されている単語属性を取り入れるなど，である．単語属性が重要になる理由としては，失語症に関する

近年の知見の積み重ねにより，頻度効果(高頻度の語の方が低頻度の語よりも想起されやすい)，心像性効果(心像性が高い語の方が低い語よりも想起されやすい)，語長効果(語が短い方が長い語よりも想起されやすい)を示す場合があることなどが見出されているからである．

またCATでは検査に使用するイラストに，名称一致度(name agreement)調査が必要とされている．名称一致度とは，健常者の呼称反応が，目標語と同じかどうかを示す値であり，Boseら[18]は，単語の特性ではなく，イラストの特性であると指摘している．CATでは，言語機能検査に使用するイラストに85%以上の名称一致度が求められている．検査の刺激に用いるイラストが適切かどうかは，失語症者の反応に影響するため，検査開発にあたっては，イラストの適切性を押さえることが重要である．

CATは，現在，オランダ語など4言語版の標準化が終了し，フランス語など約27言語で検討が進んでいる．我々も，日本語版作成にあたって，Fyndanisら[17]の基本方針に従って進め，イラストへの名称一致度調査も実施した．

4．J-CATの具体例

上述の基本方針のもとで作成したJ-CATの下位検査と項目数の一覧を**表1**に示す．第2部の言語機能検査の中から，「言語理解」と「言語表出」についての下位検査各1つを紹介する．その後，第3部のJ-AIQ(The Japanese version of the Aphasia Impact Questionnaire)「失語症と生活の変化についての質問紙」について述べる．

1）言語機能検査について

言語理解に関する下位検査「単語の聴理解」は15項目ある．聴覚的に提示された語のイラストを指さす課題で，1項目につき選択肢は4つである．選択肢は次のように操作・統制した．① 正答(刺激語)，② 刺激語と音韻的に関連がある「音韻的関連語」，③ 刺激語と意味的に関連がある「意味的関連語」，④ 刺激語には関係ないが，音韻的関連語に意味が似ている「無関連語」である．具体的にJ-CAT

例題で説明すると，刺激は「猿」，正答は「猿」のイラスト，音韻的関連語は「樽」のイラスト，意味的関連語は「熊」のイラスト，無関連語は「バケツ」のイラストである．この選択肢の操作・統制の仕方は，CATと同様である．

言語表出に関する下位検査「呼称」では24項目を用いる．各項目について，語の出現頻度(高低)，低頻度語の中で有生と無生，心像性(高低)，語長(長短)を操作・統制した．語の出現頻度と心像性は，NTTデータベース[19)20)]を用いて調べた．有生と無生の成績を比べることで，カテゴリー特異性障害に関わる問題を検出できる可能性がある．操作・統制方法および項目数は，CATと同様である．

2）J-AIQについて

失語症になると，言語・コミュニケーションの問題だけではなく，人との関わりを避けるようになる，以前と同じ役割を果たせなくなるなど，様々な心理社会的問題が生じる．このような問題について，失語症当事者に回答してもらうPRO(patient-reported outcome)の観点から，失語症者に直接質問して反応を得ることにより，その人らしい／その人が望むような生活の再構築につなげることが大切である．そのようなツールの1つが第3部のJ-AIQである．

J-AIQでは，失語症になってからの生活や気持ちに関する「この1週間」の様子を，質問図版を用いて尋ねる．質問図版の質問1を**図1, 2**に示す．質問図版は失語症者にわかりやすいよう，A4サイズ1頁に1つの質問文があり，理解を促すためのイラストが添えられている．回答は，表情と上半身のしぐさを変化させた5段階イラストへの指さしで行う．失語症者にとって回答しやすさを重視した測定法となっている．CAT(AIQ)は，複数の民族的背景に対応できるように構成されているがJ-AIQの質問図版では，男性版と女性版を用意し，選択肢も対応させた．どちらの図版を使用するかは失語症当事者の意向によって決める．「コミュニケーション」，「参加」，「心理状態／満足感」

表 1. J-CAT の下位検査と項目数

下位検査					項目数
＜第 1 部　認知機能スクリーニング検査＞					
			1.	線分の二等分	3
			2.	意味記憶	10
			3.	語想起 （カテゴリーと語頭音からの想起）	2 （各 1）
			4.	再認記憶	10
			5.	身振りによる物品の使用	6
			6.	計　算	6
＜第 2 部　言語機能検査＞					
言語理解	聴理解		7.	単語の聴理解	15
			9.	文の聴理解	16
			11.	物語の聴理解	2
	読　解		8.	単語の読解 （漢字・ひらがな・カタカナ）	15 （各 5）
			10.	文の読解	16
言語表出	復　唱		12.	単語の復唱	16
			13.	複雑な単語の復唱	3
			14.	非語の復唱	5
			15.	数字の復唱	12
			16.	文の復唱	8
	呼　称		17.	名詞の呼称	24
			18.	動詞の呼称	5
	叙　述		19.	情景画の説明（発話）	1
	音　読		20.	単語の音読 （漢字） （ひらがな・カタカナ）	24 （16） （各 4）
			21.	複雑な単語の音読	3
			22.	機能語の音読	3
			23.	非語の音読	5
	書　字	写　字	24.	模　写 変　換	9 8
		書　称	25.	漢　字 仮　名	5 5
		書　取	26.	漢　字 仮　名	5 5
		叙　述	27.	情景画の説明（書字）	1
＜第 3 部　失語症と生活の変化についての質問紙＞					
			28.	コミュニケーション	6
			29.	参　加	4
			30.	心理状態／満足感	11

・下位検査の前の数字は，J-CAT の下位検査番号である．

の 3 領域で，合計 21 の質問文がある．J-AIQ について，本検査法作成への協力 ST から「失語症者の内面が気になっていてもなかなか評価する手段がなかった，J-AIQ を利用することで新たな視点でリハビリテーションを提供できるきっかけにな

るように思った」などの感想が寄せられた．

5．まとめ

J-CAT では，第 1 部「認知機能スクリーニング検査」によって，言語機能に影響を与える認知機能障害をスクリーニングすることができる．第 2

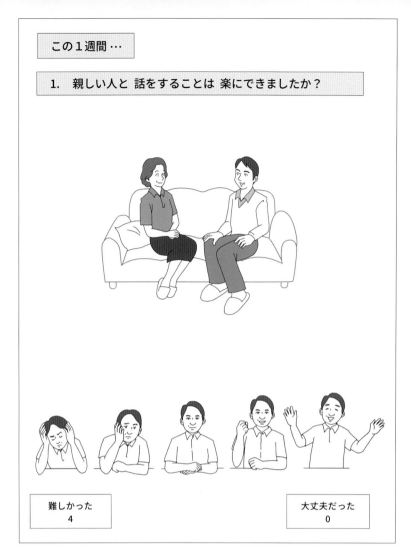

図 1．J-AIQ 質問図版「男性版」の質問 1

部「言語機能検査」では，保たれている機能／障害されている機能を調べることによって，より詳細な評価や障害構造に沿った訓練に結びつけられる．さらに第 3 部 J-AIQ を実施することで，失語症者の思いを把握することができる．第 2 部では，2000 年頃から整備されてきた単語属性のデータベースが利用可能であったため，CAT と同様に，単語属性を操作・統制したことも大きな特徴である．

このような構成による総合的な失語症検査は，これまで我が国にはなく，臨床上，有益な情報を得ることができる．また多言語間で比較可能な J-CAT を用いることで，臨床面・研究面での国際的な情報交換が行いやすくなり，介入方法に関する国際的なエビデンスの構築につながることが期待される．

J-CAT 作成チームのメンバーは，吉畑に加えて，渡邊理恵（東京共済病院），杉山貴子（都立墨東病院），川上勝也（東京工科大学医療保健学部），伊集院睦雄（県立広島大学保健福祉学部），綿森淑子（広島県立保健福祉大学名誉教授）の計 6 名である．我々は，千葉テストセンターを通して CAT 初版（2004）と第 2 版（2022）の著作権を得て，2015 年から日本語版 J-CAT 作成に取り組んできた．J-

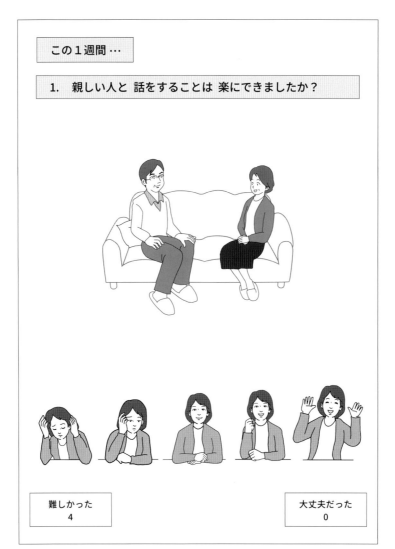

図 2. J-AIQ 質問図版「女性版」の質問 1

CAT は，千葉テストセンターから出版する予定である．また本研究は上智大学倫理審査委員会にて承認され，その一部は科学研究費助成事業(基盤研究 C，課題番号 17K04454 および 20K03398)によって実施している．

文 献

1) 日本脳卒中学会 脳卒中ガイドライン委員会：脳卒中治療ガイドライン 2021(改訂 2023)，286，協和企画，2023.
2) 上田 敏：リハビリテーションの歩み．81-86，医学書院，2013.
   Summary 日本と世界のリハビリテーションの源流と，これからのリハビリテーションについて論じられている貴重な書籍である．
3) 笹沼澄子：失語症の検査法．音声言語医学，4(1)：32，1963.
4) 竹田契一：失語症検査について―最近開発された標準失語症検査の概要を中心に．神経研究の進歩，21(5)：1002-1015，1977.
5) 標準失語症検査作製委員会 長谷川恒雄代表ほか：標準失語症検査手引，鳳鳴堂書店，1975.
6) 日本失語症学会 SLTA 小委員会：標準失語症検査マニュアル 改訂版，新興医学出版社，1997.
7) 長谷川恒雄ほか：失語症評価尺度の研究-標準失語症検査(SLTA)の総合評価法．失語症研究，4

（2）：638-646，1984.

8）笹沼澄子ほか：失語症の言語治療 付 鑑別診断検査・治療絵カード，医学書院，1978.

9）笹沼澄子ほか：D.D.2000 老研版 失語症鑑別診断検査，千葉テストセンター，2000.

10）杉下守弘ほか：WAB 失語症検査（日本語版），医学書院，1986.

11）Swinburn K, et al：Comprehensive aphasia test, Psychology Press, 2004.

12）Kay J, et al：Psycholinguistic assessments of language processing in aphasia, Lawrence Erlbaum Associates, 1992.

13）大槻美佳：失語をみる視点の変遷──今日のトピックス─. 高次脳機能研究, 41（3）：253-259, 2021.
Summary 失語をみる視点について，従来の古典分類の見方ではなく，要素的／分析的に捉えるようになってきた経緯とその大切さが書かれている.

14）藤田郁代ほか：失語症語彙検査，エスコアール，2000.

15）藤林眞理子ほか：SALA 失語症検査，エスコアール，2004.

16）天野成昭ほか：親密度. NTT データベースシリーズ『日本語の語彙特性』 第1巻，三省堂，1999.

17）Fyndanis V, et al：Cross-linguistic adaptations of the comprehensive aphasia test：challenges and solutions. *Clin Linguist Phon*, 31：7-9, 2017.

18）Bose A, et al：Name agreement in aphasia. *Aphasiology*, 31（10）：1143-1165, 2017.

19）天野成昭ほか：頻度. NTT データベースシリーズ『日本語の語彙特性』 第7巻，三省堂，2000.

20）佐久間尚子ほか：単語心像性. NTT データベースシリーズ『日本語の語彙特性』 第8巻，三省堂，2005.

優〇投〇生塾 投球障害攻略マスターガイド 好評

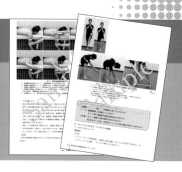

編著 森原 徹・松井知之
（丸太町リハビリテーションクリニック）

web動画付き！

2023年10月発行　B5判302頁　定価7,480円（本体6,800円＋税）

投球障害をこれ1冊で完全マスター！

肩・肘の投球障害について、具体的な疾患の症例供覧から疼痛期・投球準備期・競技復帰期のリハビリテーション、さらにはデータやバイオメカニクスまで完全ガイド！投球動作の各フェーズに即した評価・アプローチを図写真とWeb動画で紹介した実践書です。

主なContents

講座1　投球障害肩・肘の選手を競技復帰に導くには
A. 投球障害肩・肘疾患の概要
　1. 投球障害肩・肘とは
　2. 各疾患における病態・診断・治療
B. スポーツ肩・肘外来の実際
　1. 投球動作の正確な理解と各疾患の関係
　2. 診断に必要な問診による情報
　3. 投球動作を想定した理学所見のとり方
　4. 肩・肘関節の視診、触診、およびスペシャルテスト
C. 投球障害肩・肘の正確な治療を行うために
　1. 保存療法と手術療法の選択
　2. 医師、理学療法士、指導者、選手間の時間軸の共有

講座2　投球障害に対するリハビリテーションアプローチ①
　疼痛期：疼痛の早期改善と疼痛原因の早期抽出
　1. 姿勢と肩関節運動
　2. 疼痛期のリハビリテーション（IBC, ICS, ICGH, ICE）
　3. 投球準備期への準備（3次元的なアライメント調整および上・下肢との連動）

講座3　投球障害に対するリハビリテーションアプローチ②
　投球準備期：身体機能と投球動作の結びつけ
　1. はじめに
　2. 投球動作分析の考え方とポイント
　3. 投球動作を再現したファンクショナルスローイングテスト
　4. 運動連鎖から考える投球動作分析
　5. ファンクショナルスローイングテストが改善しない場合

講座4　投球障害に対するリハビリテーションアプローチ③
　競技復帰期：競技復帰をスムーズに行うための復帰プログラムおよびテーピングテクニック
　1. 競技復帰に向けた投球の再開
　2. 投球動作を考慮したテーピングテクニック
　3. 各フェーズに応じたテーピングの実際

講座5　スポーツ現場で簡単に身体機能をチェックできる方法
　パフォーマンスの低下、投球障害を早期に発見するチェック法
　1. はじめに
　2. CIBC（複合IBC）の実際
　3. スポーツ現場でできるファンクショナルスローイングテスト
　4. TAC（トータルアスリートチェック）の実際

資料1　野球選手の身体機能
　1. はじめに
　2. 野球選手の身体機能
　3. 女子野球選手の身体特性
　4. データをリハビリテーションにどう活かすか
　5. まとめ

資料2　投球動作のバイオメカニクス
　1. 投球動作を知るためのバイオメカニクスの基礎
　2. 健常投手における投球動作のバイオメカニクス
　3. 健常投手における肘関節ストレス
　4. 投球障害肘選手における投球動作のバイオメカニクス
　5. 投球障害肘選手に対するリハビリテーション前後の投球動作比較

詳しい目次はこちら！

全日本病院出版会
〒113-0033　東京都文京区本郷3-16-4　Tel:03-5689-5989
www.zenniti.com　Fax:03-5689-8030

特集／知っておきたい！失語症のリハビリテーション診療

新しい失語症の評価
―Correct Information Unit による談話検査（DTCIU）について―

川上勝也*

Abstract 川上（2024）は失語症のある人の談話能力を，簡便かつ詳細に評価できるように CIU による談話検査（Discourse Test using Correct Information Unit；DTCIU）を開発した．DTCIU を使用するメリットとして，①評価指標（自立語数，CIU 数，％CIU）が比率尺度であるため，談話能力を鋭敏に捉えやすいこと，②難易度を統制した 4 種類の情景画が用意されているため，平行検査として使用できること，③発話の流暢性（非流暢性失語群・流暢性失語群）と失語症の重症度（中等度失語群・軽度失語群）ごとの標準値および，健常成人の標準値が示されていること，④％CIU のカットオフ値により，失語症のある人と健常成人の談話能力を判別できることなどが挙げられる．カットオフ値により，軽度の失語症のある人の談話能力が健常レベルに達しているかを判断できることが，DTCIU の大きな利点である．

Key words 失語症（aphasia），談話（discourse），Correct Information Unit；CIU，CIU による談話検査（Discourse Test using Correct Information Unit；DTCIU）

はじめに

談話とは，複数の文から構成される，文よりも大きな単位でまとまりを持って示された言語表出である[1]．談話は単なる文の集合ではないため，文脈との整合性や情報伝達機能が重視される[2]．

談話は，1 人の話者が行うモノローグと，複数の話者が行うダイアログに大きく分けられる．モノローグには，情景画やまんがなどによる刺激絵の説明，手続きの説明，物語産生，解説，ダイアログには，会話，インタビューなどがあり，談話には多くの種類が存在する[3]．失語症などのコミュニケーション障害の領域では，情景画やまんがなどの刺激絵の説明や，手続きの説明，会話により談話能力を評価することが多い[4]．

失語症の臨床では，検査上は改善していても日常会話で伝達する能力に大きな変化が見られない症例がいる一方で，検査の成績に比べ日常会話での伝達が良好な症例が存在する．そのため，特に文レベル以上の発話が可能な軽度～中等度の失語症例には，単語レベルだけでなく，談話レベルの表出能力の評価も重要である．談話能力を評価することで，より実用的な情報伝達能力を把握することが可能となり，その症例に必要な言語訓練のヒントを得られることもある．これらの観点から，談話能力を評価する意義は大きい．

本邦で使用されている失語症のある人への談話能力の評価方法

本邦で使用されている失語症の総合的検査として，標準失語症検査（Standard Language Test of Aphasia；SLTA）[5]，WAB 失語症検査日本語版（Western Aphasia Battery；WAB）[6]，老研版失語症鑑別診断検査（D.D.2000）[7]がある．これらの

* Katsuya KAWAKAMI，〒 144-8535 東京都大田区西蒲田 5-23-22 東京工科大学医療保健学部リハビリテーション学科言語聴覚学専攻，助教

中では，談話を得るための刺激として情景画や4コマまんがが用いられている．

SLTAでは，談話能力の評価として，4コマまんがの説明課題が設定されている．SLTAは，計算以外の25の下位項目が6段階で評価され，そのうち，段階5と段階6が正答とみなされる．談話能力の評価項目である「8.まんがの説明」では，談話の核となる「基本語」と，談話に付随して表出される「関連語」が検査内で定められており，その基準に沿って，段階1〜6の順序尺度で評価する．

WABの談話能力の評価は，検査内の「Ⅰ.自発話」に含まれており，質問応答課題6問と情景画の説明課題で構成されている．WABでは，対象者の談話能力について「(A)情報の内容」と「(B)流暢性，文法能力，錯語」の2項目で評価する．「(A)情報の内容」は，質問に正しく応答できたか，情景画の様子を正しく説明できたかなどを見る項目であり，検査内の基準に沿って，0〜10点の11段階の順序尺度で評価する．「(B)流暢性，文法能力，錯語」は，自発話課題全般における発話の流暢性，文法能力，談話課題時の錯語の量と種類（表出された錯語は新造語か語性錯語かなど）について，0〜10点の11段階の順序尺度で評価する．

D.D.2000では，談話能力の評価として，情景画の説明課題が設定されている．D.D.2000は，各設問について正答であれば1点，誤答は0点で評価する．談話能力の評価項目である「7.情景画の叙述」については，検査内の基準に沿って，対象者の談話能力を0〜5の6段階の順序尺度で評価する．

そのほかに，失語症の談話能力の掘り下げ検査として，標準失語症検査補助テスト（supplementary tests for Standard Language Test of Aphasia；SLTA-ST)[8]のまんがの説明が用いられている．SLTA-STは，SLTAだけではカバーできない軽度の失語症の症状把握（「2.はい―いいえ応答」，「3.金額および時間の計算」，「4.まんがの説明」，「5.長文の理解」，「6.呼称」）および，失語症に合併しやすい運動障害性構音障害，嚥下障害，発語失行などがどの程度失語症に影響を与え

ているか（「1.発声発語器官の機能および構音の検査」）を評価することを目的に作成された．そのうち，談話能力の評価項目である「4.まんがの説明」では，SLTAのまんがの説明と同形式の4コマまんが4問が設定されている．評価はSLTAと同様に6段階の順序尺度で行い，さらに主題の論理的説明の程度について0〜2点の3段階で採点する．SLTA-STのまんがは，SLTAのまんがよりも内容が複雑になっており，ユーモアや話のオチが入っているため，左半球の言語機能だけでなく，右半球の機能も関与した検査になっている．

これらの既存の談話検査では，対象者の談話能力について，順序尺度で大まかに評価することができる．一方で，順序尺度による評価は，談話能力の詳細な変化を捉えにくいというデメリットがある．失語症などのコミュニケーション障害のある人の談話能力については，このような順序尺度による評価だけでなく，言語学的観点からより詳細に分析することも重要である．

Correct Information Unit(CIU)による談話分析

Togherら[9]は，失語症を含む，コミュニケーション障害のある人に対する談話分析の方法について，ミクロ言語学的談話分析とマクロ言語学的談話分析に分類している．ミクロ言語学的談話分析は，談話内の音韻，語彙，統語の分析を行うもので，Correct Information unit(CIU)による分析[10]や，T-Unitによる分析[11]などが該当する．一方，マクロ言語学的談話分析は，談話の一貫性coherenceの分析[12]や，物語文法による分析[13]などが該当する．

ミクロ言語学的談話分析の1つである，CIUによる談話分析[10]は，①得られた談話で発せられたすべての単語数，②談話の情報伝達量を示すCIU数，③情報伝達効率を示す%CIUの3つの指標を比率尺度で計測できることが特徴である．Nicholasら[10]は，この分析方法で健常成人と失語症のある人の談話能力を判別できることを報告してい

表 1. 情景画作成時に選定した語彙の一覧

		情景画 a	情景画 b	情景画 c	情景画 d
人物 1（運動）		キャッチボール	サッカー	バレーボール	自転車 乗る
人物 2（清掃・整備）		ホース 水 まく	空き缶 ゴミ箱 捨てる	ジョウロ 花壇 水 あげる	ゴミ 拾う
人物 3（清掃・整備）		ほうき 掃く	フェンス 直す	ベンチ ペンキ 塗る	花壇 花 植える
人物 4（飲食）		ドーナツ 食べる	鳥 えさ あげる	おにぎり 食べる	水 飲む
人物 5（その他）		ベンチ タオル 汗 拭く	カメラ 写真 撮る	犬 散歩	ベンチ 新聞 読む
単語 親密度	平均	5.979	5.819	5.840	5.915
	標準偏差	0.425	0.452	0.495	0.463
	最大値	6.550	6.600	6.550	6.550
	最小値	5.350	5.150	5.125	5.200
単語 心像性	平均	5.619	5.397	5.755	5.548
	標準偏差	0.825	0.783	0.707	0.684
	最大値	6.543	6.484	6.742	6.543
	最小値	3.933	4.452	4.613	4.742

る. 本邦では, 綿森ら[14]が Nicholas ら[10]の方法をもとに, 日本語による CIU の評価基準を作成した. この評価基準を用いて, 失語症[15]や頭部外傷[16]などのコミュニケーション障害のある人と健常成人間における談話能力の関連を検討した報告が見られる. しかし, CIU の評価基準[10)14]は定められているものの, 評価時に使用できる刺激絵が作成されておらず, 検査の標準値が設定されていないこともあり, 本邦の臨床ではあまり使用されていない.

CIU による談話検査（DTCIU）について

川上[17]は失語症などのコミュニケーション障害のある人の談話能力を, 詳細かつ簡便に評価することができる, CIU による談話検査（Discourse Test using Correct Information Unit；DTCIU）を開発した. DTCIU では, 談話を得るための刺激絵として, 描写された語が示す親密度[18]と心像性[19]が統制された4種類の情景画を作成した. 情景画には5~6人の人物が公園で行動する様子を描いた. 各情景画における人物の行動として, 公園で一般的に人々が行っている行動を想定し, 人物1~5に区分した. 人物1は「運動に関する行動」, 人物2, 3は「清掃・整備に関する行動」, 人物4は「飲食に関する行動」, 人物5は「その他」とした. 表1に情景画作成時に選定した語彙の一覧, 図1に作成した情景画 a~d を示す.

DTCIU は, Nicholas ら[10]と同様に, ① 自立語数, ② CIU 数, ③ %CIU の3つの量的変数で談話能力を評価する. 評価は, 情景画の説明で得られた談話をすべて書き起こし, ① 談話内において, 錯語や言い間違いを含むすべての語彙である「自立語」をカウントし, ② カウントした「自立語」のうち, 情景画に必要な情報を正しく説明する語彙である「CIU」をカウントし, ③ どれだけスムーズに, 情景画に必要な情報を効率よく表出できた

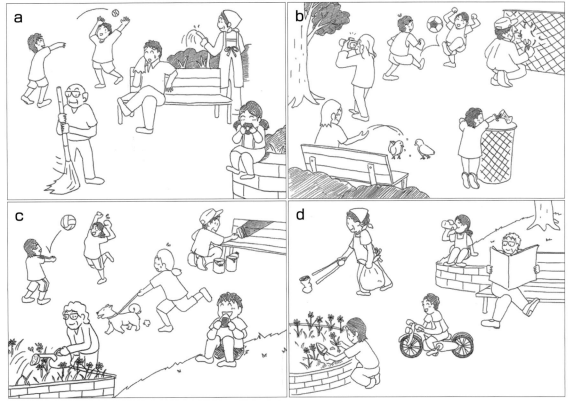

図 1. 作成した情景画

かをパーセンテージで示す値である「%CIU」を算出する方法で行う．**表2**にDTCIUの評価基準（抜粋），**図2**にDTCIUの評価例を示す．

DTCIUを使用するメリット

DTCIUを使用するメリットとして，以下の5点が挙げられる．

第一に，DTCIUの評価指標（自立語数，CIU数，%CIU）は比率尺度であるため，談話能力を鋭敏かつ詳細に捉えられることである．本邦で使用されている失語症検査の談話能力の評価では，いずれも順序尺度が用いられている．順序尺度は談話能力のレベルを大まかに把握することはできるが，詳細な情報が得られにくいというデメリットがある．一方，DTCIUは談話能力を「自立語数」，「CIU数」，「%CIU」という3つの比率尺度で評価する．DTCIUを実施することで，① 自立語数では，錯語や言い間違いを含むすべての語彙の表出数，② CIU数では，必要な情報を正しく説明した語彙の表出数，③ %CIUでは，どれだけスムーズに必要な情報を効率よく説明できたかをパーセンテージで示した値が得られ，談話能力を詳細に評価できる．

第二に，DTCIUは難易度が統制された4種類の情景画を刺激絵としているため，平行検査として使用できることである．これまで，本邦で使用されている失語症の談話検査では，平行検査として使用できるものはなかった．DTCIUを実施する際には，たとえば，初回評価時は情景画aを使用し，1か月後評価時には情景画bを使用するなど，短期間で治療効果を確認したい場合に，学習効果の影響を受けずに評価できる．

第三に，DTCIUは，失語群と健常群の談話の量的変数と所要時間の標準値[17]が示されていることである．検査実施時には，これらの標準値を参考にして，対象者の談話能力の程度を評価でき

表 2. DTCIU の評価基準（抜粋）

指標	定義	指標が示すもの	評価基準
自立語数	日本語文法における"自立語"として成立する語（名詞，動詞，形容詞，副詞，連体詞，接続詞，感動詞など）を1つの自立語としてカウントする。付属語などは自立語にカウントしない。カウント時の自立語は，課題の説明として必ずしも正確で情報を伝えるものでなくてもよい。	錯語や言い間違いなどを含む，課題実施時に表出した"すべての自立語の数"を示す。	(1) 錯語などの言い間違い：語性錯語や音韻性錯語などのような明らかに標的語と言い間違えた語であっても，1語の自立語と判断し，1語の自立語にカウントする。 (2) 音断片など：音断片を言えずに音を探っている時の， 1 モーラでの表出は自立語にカウントしない。標的語が1モーラ語の場合は，音断片も1語の自立語にカウントする。 2 モーラ以上で音を探っている時や，語の言い直しは自立語を探す時や，音断片を探す。ただし，標的語が1モーラ語の場合は，音断片も1語の自立語としてカウントする。 (3) 複合語： a. 複合動詞（名詞＋動詞など）は2語に分けずに1語の自立語にカウントする。それぞれ1語の自立語としてカウントする。 ただし，名詞と動詞の間に格助詞がある場合は，2語に分けて1語の自立語としてカウントする。 例：「キャッチボールする」は複合動詞としてカウントする。「キャッチボールをする」は2語の自立語としてカウントする。 b. 複合語として使用頻度の高い語は，2語に分けずに1語の自立語にカウントする。 例：「男の子」，「男の人」，「女の人」，「その時」，「ある日」など c. 指示代名詞＋人や位置・場所を示す表出は2語に分けてカウントする。 (4) 50音や数のカウント：自立語にカウントする。 (5) 談話課題に関連しない発話：課題開始時のこれから始める旨や，課題終了時のこれで終わる旨の表出などは，自立語にカウントしない。 (6) フィラー：課題の形を成さない発話。間を埋めるための発話は自立語にカウントしない。 例：「うー，あー，はー，うーんと，えっと，うーんと，あの，その，この，あの，まあ，あと，あとは，で，じゃあ，そうそう」など
CIU 数	自立語にカウントした語のうち，課題内容の説明として適切に表現した自立語の数であり，課題の説明に合った，内容に合って正確に表出した情報を担うものとする。課題の説明に必要な情報を担うものとする。助詞や時制の正誤は問わない。	課題内容の説明として適切に表現した自立語の情報伝達量を示す。	(1) 錯語などの言い間違い：語性錯語，音韻性錯語などの言い間違えた語はCIUにカウントしない。音の歪みは，その原因が dysarthria 及び発語失行であっても，その語を言語聴覚士がその語の目標値に聞こえると判断すれば，その語をCIUにカウントする。 (2) 自己修正：語の自己修正。最後に正しく表出された語をCIUにカウントする。それを除く自己修正はCIUにカウントしない。 (3) 語の繰り返し： a. 省略可能な，新たな情報ではない。語の繰り返しはCIUにカウントしない。 b. 単純な語の繰り返しはCIUにカウントしない。 c. 言い間違いなどで，接尾辞などが異なる語の繰り返しは，CIUにカウントする。 d. 文の結末に必要な語の繰り返しはCIUにカウントする。 e. 文法上，「省略困難で，情報を加えるための語の指示代名詞はCIUにカウントする。 f. 強調の意味で使用する語の繰り返しはCIUにカウントする。 (4) 指示代名詞： a. それ以前に該当する語彙の表出がなく使用される指示代名詞は，CIUにカウントしない。 b. それ以前に該当する語を示すための指示代名詞はCIUにカウントする。 c. 登場人物のセリフとして指示代名詞が使用される場合はCIUにカウントする。 d. 課題全体を示す場合の「これ」や「この」などの指示代名詞はCIUにカウントする。 (5) 接続詞：文脈に合った適切な使い方であれば，CIUにカウントする。 (6) 終盤のまとめ的な発話：課題終盤に表出されるまとめ的な発話は，繰り返しには含めず，CIUにカウントする。 (7) 曖昧な説明：絵の説明として曖昧を示す「なんか・・・」という表出は，CIUにカウントする。 (8) 談話課題の説明として必要な表出 a. 談話へのコメント，質問，課題に対する話者自身の出来，不出来についてのコメントはCIUにカウントしない。 b. 課題と関わりのない発言はCIUにカウントしない。
%CIU	談話内の総CIU数を総自立語数で割り，パーセンテージにした値である。	課題実施時に，言い間違いなどがなく，いかにスムーズに話せたかという"談話の情報伝達効率"を示す。	談話の情報伝達率を示す%CIUは以下の式で求められる。 %CIU（情報伝達率）＝総CIU数÷総自立語数×100

（文献17より抜粋して引用）

■ DTCIU の評価方法

① 対象者の発話をすべて書き起こし，トランスプリクトを作成する．
② トランスプリクトのうち，表出した1語の自立語の後ろに，/を書き，自立語1語とカウントする．
③ カウントした自立語のうち，絵の説明として適切な表出であれば下線を引き，CIU1語とカウントする．
④ 総 CIU 数を総自立語数で割り 100 をかけ，%CIU を算出する．

■ 失語症のある人への評価例

情景画 A

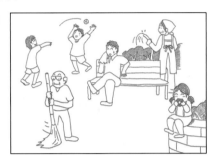

➢ トランスプリクト（30 歳台　男性　失名辞失語）

```
まあ，男の子達が/ボール，/野球かな，/野球を/していました．/お，子ども達，/子どもが/
 フィラー        ✗                     フィラー     ✗
            (CIU)繰り返し                      (CIU)繰り返し

いて，/えーと，座って，/まあどっか/座って，/ドーナツを/食べていました．/ドーナツを/
       フィラー ✗          フィラー  ✗                 ✗
              (CIU)繰り返し                              (CIU)繰り返し

食べている．/で，その，また/水を，/おばさんが/水を/撒いています．/木に．/で，お，男
              フィラー    ✗                              フィラー  音断片
                      (CIU)繰り返し

の人が/いて/ベンチ，/疲れて/座っています．/それから，/おじいさんが/ほうき，/はたき，
                                                         ✗        ✗
                                                    (CIU)繰り返し (CIU)錯語

/ほうきを/持って/掃除を/している．/しています．/
                              ✗
                         (CIU)繰り返し
```

※「フィラー」と「音断片」は，DTCIU では，自立語に含めないが，説明のために書き起こした．
※トランスプリクト内の「×」は自立語にカウントするが，CIU にカウントしない語彙を示した．

➢ 結果
　　・自立語数＝35（自立語数＝/の数）
　　・CIU 数＝26（CIU 数＝＿＿の数）
　　・%CIU＝74.3%（%CIU＝CIU 数÷自立語数×100）
　　→本例は(**自立語数**)**35**，(**CIU 数**)**26**，(**%CIU**)**74.3%**＝(CIU 数)26÷(自立語数)35×100 となった．

図 2．DTCIU の評価例

る．失語群については，発話の流暢性（非流暢性失語群，流暢性失語群）と失語症の重症度（中等度失語群，軽度失語群）ごとに談話の量的変数（自立語数，CIU 数，%CIU）と所要時間の標準値を求めた．

第四に，DTCIU は%CIU のカットオフ値[17]により，失語症のある人と健常成人の談話能力を判別できることである．これにより，軽度の失語症のある人の談話能力が健常レベルに達しているかどうかを判断できることは，DTCIU の大きな利点

である.

第五に，DTCIU の評価指標である自立語数，CIU 数，%CIU は，教示後 1 分間あたりの談話データでも，全所要時間あたりの談話データ分析時と同程度に評価できることである．これにより，煩雑な談話の書き起こし作業を短縮できるという利点がある.

このように，DTCIU はこれまで本邦で使用されていた失語症のある人に対する談話能力の検査にはない視点で，簡便に実施できる検査である.

DTCIU の臨床への適用

DTCIU は，失語症のある人の談話能力を測る検査として信頼性と妥当性が検証されているが[17]，談話内における語彙の表出について，① 自立語数，② CIU 数，③ %CIU の 3 つの視点で評価するものであり，単独で言語機能全般を評価できる検査ではない．臨床で DTCIU を用いる際には，失語症のある人の場合，SLTA などの総合的検査を実施したうえで，談話能力の掘り下げ検査として実施し，対象者の談話能力を詳細に評価すると良い．そのほかに，DTCIU を言語機能のスクリーニング検査の 1 つとして使用する方法が考えられる．たとえば，急性期の脳卒中症例の言語機能の経時的変化の評価や，SLTA などの総合的検査の実施が難しい環境（施設や在宅など）における言語評価などにも使用できる．DTCIU は簡便に言語表出能力を評価できるため，SLTA のような時間を要する検査を実施するのが難しい状況でも，失語症のある人と健常成人の標準値やカットオフ値をもとに，言語表出面の問題を捉えることができる．このように，DTCIU は急性期，回復期，生活期などの発症からの時期を問わず，失語症のある人の談話能力を評価できる検査である.

文 献

1) 廣實真弓：談話分析と言語臨床．廣實真弓編著，気になるコミュニケーション障害の診かた，130-

137, 医歯薬出版, 2015.
2) 本多留美ほか：談話レベルの処理障害．笹沼澄子編，言語コミュニケーション障害の新しい視点と介入理論，199-220, 医学書院, 2005.
3) 今井眞紀：集団訓練場面の談話分析からみた失語症者の語用論的能力．高次脳機能研究，39(3)：294-299, 2019.
4) Bryant L, et al：Clinical use of linguistic discourse analysis for the assessment of language in aphasia. *Aphasiology*, 31(10)：1105-1126, 2017.
5) 日本高次脳機能障害学会編，日本高次脳機能障害学会 Brain Function Test 委員会：標準失語症検査マニュアル改訂第 2 版，新興医学出版, 2003.
6) WAB 失語症検査(日本語版)作成委員会：WAB 失語症検査 日本語版．医学書院, 1986.
7) 笹沼澄子ほか：老研版失語症鑑別診断検査(D.D.2000)，千葉テストセンター, 2000.
8) 日本高次脳機能障害学会編，日本高次脳機能障害学会 Brain Function Test 委員会：標準失語症検査補助テストマニュアル改訂第 1 版，新興医学出版, 2011.
9) Togher L, et al：Social and communication disorders following traumatic brain injury.(McDonald S, et al, eds.), Social and communication disorders following traumatic brain injury 2nd Ed, 1-25, Psychology Press, 2013.
10) Nicholas LE, et al：A System for quantifying the informativeness and efficiency of the connected speech of adults with aphasia. *J Speech Hear Res* 36：338-350, 1993.
　Summary 失語症のある人の談話能力を比率尺度で詳細に測定できる，英語版の CIU による談話分析を開発した.
11) Hunt KW：Syntactic maturity in schoolchildren and adults. *Monogr Soc Res Child Dev*, 35(1)：1-67, 1970.
12) Glosser G：Patterns of discourse production among neurological patients with fluent language disorders. *Brain Lang*, 40：67-88, 1990.
13) Thorndyke PW：Cognitive structures in comprehension and memory of narrative discourse. *Cognitive Psychology*, 9：77-110, 1977.
14) 綿森淑子ほか：談話能力の評価におけるタスクの差異が結果に及ぼす影響について．平成 8〜10 年度科学研究費補助金基盤研究(C)研究成果報告書, 1999.
　Summary Nicholas ら[10]の方法をもとに日本語版

の CIU による談話分析を開発した.

15) Honda R, et al：Production of discourse in high-functioning individuals with aphasia—with reference to performance on the Japanese CADL. *Aphasiology*, **13**(6)：475-493, 1999.

16) Matsuoka K, et al：Correct information unit analysis for determining the characteristics of narrative discourse in individuals with chronic traumatic brain injury. *Brain Inj*, **26**：1723-1730, 2012.

17) 川上勝也：Correct Information Unit(CIU)による談話検査の開発―情景画を用いた失語症のある人の談話データの分析―. 上智大学大学院博士論文，2024.
    Summary Nicholas ら[10]と綿森ら[14]の方法をもとに CIU による談話検査(DTCIU)を開発した. DTCIU では，刺激絵を作成し，失語群と健常成人群の標準値とカットオフ値を求めた.

18) 天野成昭ほか：単語親密度. NTT データベースシリーズ 日本語の語彙特性 第1巻，三省堂，1999.

19) 佐久間尚子ほか：単語心像性 ①. NTT データベースシリーズ 日本語の語彙特性 第8巻，三省堂，2005.

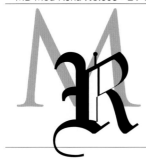

特集／知っておきたい！失語症のリハビリテーション診療

失語タイプと言語療法
—最近のトピック—

中村　光*

Abstract 近年の失語症臨床の主流である認知神経心理学的アプローチとは，言語情報処理モデルを用い，患者が示す言語症状をそのモデル上の特定部位の損傷状態と捉えて，それに基づき訓練を計画・実行するものである．モデル上の損傷部位は，言語課題間成績差と誤反応傾向の分析によって特定され，その分類はいわゆる古典分類とは対応しない．訓練は，①モデル上の損傷部位を推定して演繹的に訓練を計画し（plan），②一定期間訓練を実施し（do），③訓練の成果を評価し（check），④必要に応じ訓練計画を修正する（action），というPDCAサイクルで行われる．訓練の展開では，損傷部位に対してその修復を目指す方法，または損傷部位を迂回して同じ活動を実現する経路の確立を目指す方法が用いられる．加えて本稿では，最近のトピックとして，CI失語療法，誤りなし学習，メロディックイントネーションセラピー，コンピュータ技術の利用についても紹介する．

Key words 認知神経心理学（cognitive neuropsychology），言語情報処理モデル（language processing model），機能の修復（repair of functions），機能の再編成（reorganization of functions）

失語タイプ：
古典分類から認知神経心理学的分類に

失語における症状の組み合わせには出現しやすいパターンがあり，自発話の流暢性（流暢／非流暢），聴覚的理解障害の重／軽，復唱障害の重／軽の組み合わせによって8つの亜型に分類される．これがいわゆる古典分類である（表1）．古典分類の背景として，LichtheimとWernicke（1885）による「失語図式」がある（図1）．それぞれの中枢は心理学的な概念なのか解剖学的な概念なのかあいまいであるが，失語では「概念中枢」は損傷されないと仮定し，中枢自体の損傷および中枢間の損傷の組み合わせによって，古典分類のうち7つの失語型が説明できる．

一方，1950年代からの「認知革命」は心理学にも影響を与え，人の心的過程を一種の情報処理装置（コンピュータアナロジー）とみなしてその解明を試みる認知心理学が誕生した．その中で，心的過程についてその損傷像（神経疾患者の症状の分析）からの解明を試みる認知神経心理学も誕生した．そして，認知神経心理学の知見または方法の失語臨床への応用が近年盛んである．

一般的に失語臨床で用いられる言語情報処理モデルは，ロゴジェン（logogen）モデルといわれるものである．logo（ギリシャ語で単語）とgenus（ラテン語で生まれる）から成る造語で，「入力された感覚情報がその閾値を超えるか否かにより単語検出を行う装置」[1]とされる．ロゴジェンモデルでは，言語情報処理は独立した処理単位（モジュール）とそのリンクとして表現される．モデルは，その細部やモジュールの名称においてそれぞれ若干

---

* Hikaru NAKAMURA，〒719-1197 岡山県総社市窪木111　岡山県立大学保健福祉学部現代福祉学科，教授

表 1. 失語の古典分類

自発話の流暢性	聴覚的理解障害	復唱障害	古典分類	図1における損傷部位
○	○	○	健忘失語	該当なし
○	○	×	伝導失語	③
○	×	○	超皮質性感覚失語	④
○	×	×	Wernicke失語	①
×	○	○	超皮質性運動失語	⑤
×	○	×	Broca失語	②
×	×	○	混合型超皮質性失語	④と⑤
×	×	×	全失語	①と②

○：流暢または比較的軽度障害
×：非流暢または比較的重度障害

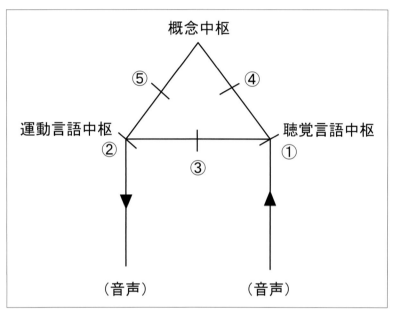

図 1. Wernicke-Lichtheim の失語図式
　　　　　　　( )内および番号は著者が改変

の違いがあるが，基本的な構造は共通している[2]（図2）．なお，モジュールやリンクはあくまで心理学的な概念であり，解剖学的な部位とは対応しない．また，モデルは単語処理のモデルであり，文処理のモデルではない．

そして，失語や関連障害（語聾，発語失行，純粋失読など）は，このモジュールの損傷またはリンクの損傷の帰結と考える．損傷の有無の組み合わせにより，理論的には読字障害だけで $2^{14}-1=16,383$ 通りの症状群（6モジュールと8リンクの損傷の有無の組み合わせ）があり得るという古典的

な意見[3]もある．モデル上の損傷部位は，言語課題間成績差と誤反応傾向の分析によって特定される．典型的な Broca 失語は構音プログラミングの損傷に加え（発語失行），多くは意味システムから音韻出力辞書の過程のどこかに損傷があると考えられる（喚語困難や意味性錯語）．Wernicke 失語では，聴覚分析から意味システムに至る経路のどこかの損傷（聴覚的理解障害）と，意味システムから音韻配列に至る経路のどこかの損傷（喚語困難，意味性錯語，音韻性錯語）があると考えられる（Wernicke 失語はかなり幅広い）．このように，

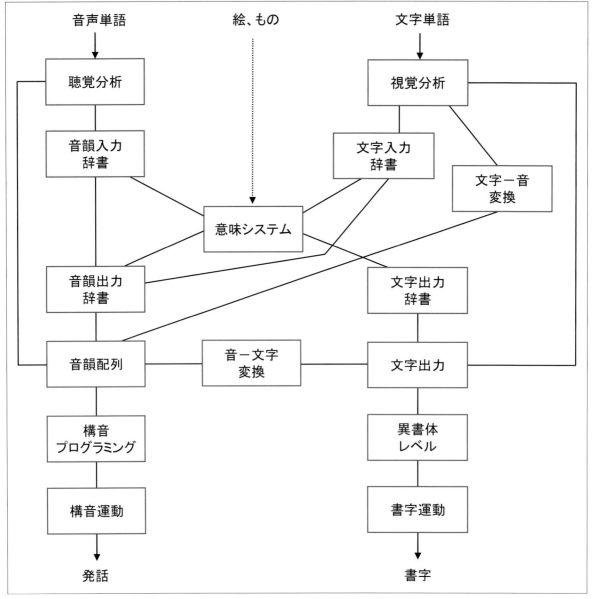

図 2. 言語情報処理モデルの 1 例

（文献 2 をもとに作成）

古典分類と認知神経心理学的分類は対応しない．

　失語臨床に認知神経心理学的な分類またはモデルが使われるようになった最大の理由は，それが言語訓練に直接の示唆を与えてくれるからであろう．たとえば，古典分類で Wernicke 失語と分類されても，その症状の組み合わせは多様であり，「Wernicke 失語の訓練法」というものは存在しない．一方，認知神経心理学的分類であれば，その患者が示す症状によってモデルのどこが損傷されたのかを同定することができ(1 個所に限らない)，それぞれの損傷の重／軽や患者にとっての必要性の高／低によって，言語訓練を計画することができる．認知神経心理学的方法論の導入によって，失語の言語訓練を合理的に計画することが可能になったと言える．

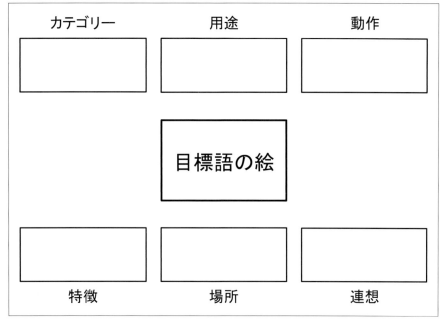

図 3. 意味属性分析に用いるチャート
（文献 4 をもとに作成）

失語の言語療法：
認知神経心理学的失語臨床

認知神経心理学的失語臨床では，以下の PDCA サイクルで言語訓練が実行される[2]．① 患者の言語症状からモデル上の損傷部位を推定して演繹的に訓練を計画し（plan），② 一定期間訓練を実施し（do），③ 訓練の成果を評価し（check），④ 必要に応じ訓練計画を修正する（action）．決して，「復唱ができないから復唱の訓練をする」というような，単純な対症療法ではない．そして訓練法は，損傷部位の修復を目指すものと，損傷部位を迂回した別の経路の確立を目指すもの（機能再編成）に大別される．

1．機能の修復：意味セラピーとしての
　　意味属性分析（semantic feature analysis）

修復的アプローチとして，失語臨床において伝統的に用いられてきたのが Schuell の刺激法である．刺激法では，患者に適切な言語刺激，特に聴覚刺激を強力に与え，障害された言語過程の修復を目指す．今でも世界中で広く行われている方法であり，言語機能回復に一定の有効性があることは経験的にも確かである．ただし，刺激法理論では「何がその患者にとって適切な言語刺激なのか」について，答えを示してはくれない．一方で，認知神経心理学的失語臨床では，まずモデル上の損傷部位の特定を行う．そして，言語機能として重要な部位や患者にとって機能回復が必要な部位をターゲットとして，その部位の修復を図るのが訓練の第 1 選択肢となる．

修復的アプローチにおける比較的新しい方法として，意味セラピーがある．意味セラピーとは，呼称障害に対する意味的課題を用いた訓練法の総称であり，意味システムから音韻出力辞書までの過程に損傷のある患者に用いる．以下に，その代表的なものの 1 つである，Boyle らによって開発された意味属性分析について紹介する．

Boyle[4]の症例 1 は，脳梗塞による Wernicke 失語例である．言語理解と発話のいずれも中等度の障害を認めた．呼称障害も顕著で，主な誤りは意味性錯語と無反応である．Boyle は，この患者に対し図 3 のようなチャートを用意した．中心には目標語の絵カードを置き，まずは呼称を求めた．次に，その正誤にかかわらず，当該項目に対する

所定の6種の意味属性に相当する単語を述べるよう求めた．患者が自身で表出できない時はSTがキューを与えて表出を促し，STは順次，その意味属性語を書き込む．6種の意味属性語が記された後，再び呼称を求め，呼称が不可だった場合は復唱的呼称を求めるという訓練である．この方法によって，意味システムの活性化水準が上がり，音韻出力辞書とのリンクも強化され，呼称促進に至るものだと考えられている．意味属性分析に関しては，Boyleらの後も研究報告が相次ぎ，Efstratiadouら[5]は21報をレビューして，その有効性を確かめている．

このように，言語情報処理モデル上の障害された部位を同定して，それに対応した（この場合は損傷部位を修復させるような）訓練を計画・実行することが，認知神経心理学的失語臨床の骨子である．

2．機能の再編成：漢字書称による呼称訓練

機能の再編成とはLuria[6]の用語である．Luriaは，この用語を大脳皮質機能の再編成という意味で用いたが，翻って最近では，機能再編成法はいわゆる内的代償法とほぼ同義に用いられる．すなわち，ある活動が障害されたとき，別の方法（別の経路）を使って結果的に同じ活動を実現させるものである．機能再編成を計画する時，言語情報処理モデルは大いに役立つ．呼称障害の訓練における機能再編成法として，以下には宇野らの漢字書称による呼称訓練を紹介する．

宇野ら[7]の症例1は，左基底核出血による中等度のBroca失語例である．理解は良好だが，自発話は喚語困難が顕著で発話量は少ない．検査でも顕著な呼称障害があり，しかし音読は漢字・仮名とも良好，書称（絵を見てその名前を書く）も漢字ではまずまずであった．この患者の呼称障害に対し，刺激法に属する復唱的呼称課題はほとんど効果がなかった．しかし，呼称できない項目に対して，絵を見てまずはそれを漢字単語で書き（書称し），それを音読する訓練を行ったところ，呼称成績は顕著に向上した．

上記のことを**図2**のモデルで解釈すると，この患者では意味システムと音韻出力辞書のリンクに損傷があった．そしてその損傷は重篤で，復唱的呼称課題では修復は難しかった．一方，漢字書称は意味システム→文字出力辞書→文字出力の経路で成されるので，意味システム→音韻出力辞書→音韻配列で成される呼称とは障害重症度が大きく異なることがあり，本例はまさにそうであった．したがって，まずは項目を漢字書称し（意味システム→文字出力辞書→文字出力），それを音読する（視覚分析→文字入力辞書→音韻出力辞書→音韻配列→発話）ことによって，呼称と同じ活動を実現することができたと考えられる．文字は実際に指で机に書くこともあるが，多くは頭の中で行われていた（内在化）．

モデル上の損傷部位のダメージが非常に強い場合は，その修復は困難だと考えられる．その場合は，その部位を迂回するような代替経路を強化する訓練を計画する．認知神経心理学的失語臨床におけるもう1つの代表的な介入法である．

その他の方法

認知神経心理学的アプローチのほかにも，近年では失語に対する新たな介入法が提唱されている．以下に4つを紹介する．

1．CI失語療法（constraint-induced aphasia therapy）

片麻痺の上肢運動機能訓練において，麻痺側を集中的・強制的に使用させるCI療法が運動機能回復に有効なことは，広く受け入れられている．同様に，失語の訓練において言語を集中的・強制的に使用させて行う訓練をCI失語療法といい，近年盛んに研究が行われている．なお，CI失語療法の集中的・強制的という2つの特徴のうち，多くの研究者は失語症者には集中的な訓練が本質的に重要なのだろうと考えており，最近は単にintensive therapyと称されることもある．

CI失語療法の代表的な研究として，Pulvermüllerら[8]は，1例を除き発症10か月以上経過した失

語17例を，CI療法群と対照群にランダムに割り付けた．前者では平均32時間の言語訓練を2週間で，後者ではほぼ同量の訓練を3〜5週間で行った．その結果，理解・復唱・呼称・トークンテストから成る言語検査の成績を訓練前後で比較すると，CI療法群の変化量と対照群の変化量には有意な差があり，前者では有意な成績向上が認められたが，後者では認められなかった．CI失語療法についてはすでに複数のランダム化比較試験が行われており，その有効性がおおむね認められている[9]．

2．誤りなし学習（errorless learning）

訓練の最中に誤りが起こる可能性が排除された訓練法をいい，元は記憶障害の訓練において提唱されたものである．Fillingham ら[10]は失語症者においても，① 生理学的には正しい神経回路を刺激が通ることによってシナプスの伝達効率が増すことと，② 心理学的には脳損傷者では一般的に注意・遂行機能の問題があり，自身の反応に対する十分な内省が得られにくいので，単純な学習法の方が有効だろうという仮説を立てた．

Fillingham ら[11]は，発症6か月以上経過し明らかな喚語困難を示す失語11例に，誤りなし学習（線画・音声単語・文字単語を同時に与えて呼称を求める）と誤りあり学習（まず呼称を求め，誤答した場合に段階的にキューを与える）での訓練を，それぞれ5週間行った．その結果，両訓練法の呼称促進効果はおおむね同等であった．ただし，すべての患者は誤りなし訓練の方がより好ましい（preferable）と回答した．呼称促進効果が同等であるなら，患者の心的負担が低く，患者自身がより好む訓練法の方が望ましいと Fillingham らは述べている．

失語における誤りなし学習の優位性は，呼称訓練だけに限らない．書字訓練においても，写字を中心とした誤りなし学習と書称を中心とした誤りあり学習の比較をした場合，両者の書字促進効果は同等で，前者の方が導入しやすい利点があるとの複数の報告がある[2]．

3．メロディックイントネーションセラピー（melodic intonation therapy；MIT）

MIT は，1970年代にアメリカのボストンの研究者達によって開発されたものである．

失語症者であっても，馴染みのある歌は歌うことができたり，常套句（あいさつ語など）は明瞭に発することができるという事実から着想を得て，非流暢性失語症者に対して，メロディに乗せて発話することを促す段階的な訓練を行い，その非流暢性の改善を目指すものである．Sparks[12]によれば，適応となる失語症者は，自分の誤りに気づける程度に聴覚的理解が保たれ，発話では自己修正努力があり（ただし呼称では無反応が多い），自身の発話を回復するための集中的な訓練を受け入れる強い意欲があることで，このような非流暢性失語症者に対しては有力な訓練法の1つである．

ただし，英語と日本語では言語のメロディやリズム，ストレスに大きな違いがあるので，英語の技法を日本語にそのまま適用することはできない．日本語に合った MIT について，日本で初めての実践例を報告した関ら[13]を中心に最近，日本MIT 協会が結成され，その技法の開発や普及を行っている．

4．コンピュータ技術の利用

コンピュータ技術を利用した言語訓練としては，遠隔リハビリテーションが近年，世界的に広がりをみせている．英語圏では telerehabilitation（TR）と称されることが多い．TR には，患者は課題を独力で行い ST は課題の設定などに関わる非同時型（asynchronous）と，患者の課題遂行時にリアルタイムに ST が関わる同時型（synchronous）の2種類があるが，特に注目されているのは後者である．同時型 TR でも，対面に劣らない訓練効果を示したというメタアナリシス[14]がある．

コンピュータ技術を利用した拡大・代替コミュニケーション（augmentative and alternative communication；AAC）の方法も拡充されつつある．PC やスマートフォンの利用によって，音声と文字の変換を容易に行うことができる．また，

スマートフォンに種々の画像や写真を取り込んで，コミュニケーションに利用することも可能である．実際にKodaniとNakamuraら[15]は，実用コミュニケーションの検査中に，描画やジェスチャーの代わりにスマートフォンの画像を見せることによって検査者に意思を表出した失語症者が複数いたことを報告している．AACとしてのスマホ使用訓練も今後は積極的に取り入れるべきであろう．もちろん，スマートフォン，PC・タブレットに訓練教材を取り込んで行う言語訓練も，特に自習の際に有効だと考えられる．

文 献

1) 仲　真紀子：単語認知．藤永　保監，最新心理学事典，505-506，平凡社，2013.

2) 中村　光：失語症の言語訓練─言語情報処理モデルとエビデンスに基づく音声単語のセラピー─．協同医書出版社，2024.

3) Marshall JC, et al：Patterns of paralexia：a psycholinguistic approach. *J Psycholinguist Res*, 2：175-199, 1973.
   Summary　表層失読(surface dyslexia)概念を提唱した論文であり，認知神経心理学的失語臨床における記念碑的論文．

4) Boyle M：Semantic feature analysis treatment for anomia in two fluent aphasia syndromes. *Am J Speech Lang Pathol*, 13：236-249, 2004.

5) Efstratiadou, et al：A systematic review of semantic feature analysis therapy studies for aphasia. *J Speech Lang Hear Res*, 61：1261-1278, 2018.

6) Luria AR：Traumatic Aphasia：Its Syndromes, Psychology and Treatment, 381-388, Mouton, 1970.

7) 宇野　彰ほか：訓練モダリティ別呼称改善のメカニズム(Ⅰ)─書字を用いた呼称訓練と復唱的呼称訓練─．失語症研究，5：893-902，1985.

8) Pulvermüller F, et al：Constraint-induced therapy of chronic aphasia after stroke. *Stroke*, 32：1621-1626, 2001.
   Summary　慢性期失語症者に対するCI失語療法の有効性を，世界で初めてランダム化比較試験によって検証した論文．

9) Zhang J, et al：Constraint-induced aphasia therapy in post-stroke aphasia rehabilitation：a systematic review and meta-analysis of randomized controlled trials. *PLoS One*, 12：e0183349, 2017.

10) Fillingham JK, et al：The application of errorless learning to aphasic disorders：a review of theory and practice. *Neuropsychol Rehabil*, 13：337-363, 2003.

11) Fillingham JK, et al：The treatment of anomia using errorless learning. *Neuropsychol Rehabil*, 16：129-154, 2006.

12) Sparks RW：Melodic intonation therapy. Chapey R(ed), Language Intervention Strategies in Aphasia and Related Neurogenic Communication Disorders, 4th ed, 837-851, Lippincott Williams & Wilkins, 2001.

13) 関　啓子ほか：メロディックイントネーションセラピー療法によって改善にみられたBroca失語の一例．*Brain Nerve*, 35：1031-1037, 1983.

14) Cacciante L, et al：Telerehabilitation for people with aphasia：a systematic review and meta-analysis. *J Commun Disord*, 92：106-111, 2021.

15) Kodani Y, et al：A study on the reliability and validity of the Japanese version of the Scenario Test for people with chronic stroke-induced aphasia：a cross-sectional study. *Int J Lang Commun Disord*, 59：1878-1892, 2024.

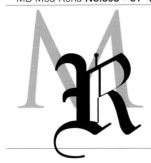

特集／知っておきたい！失語症のリハビリテーション診療

脳損傷患者に対する言語療法

廣實真弓*

Abstract 本稿では，脳損傷後に起こり得る失語症以外の言語障害として運動障害性構音障害と高次脳機能障害と併発して起こる認知コミュニケーション障害(cognitive communication disorders；CCD)の言語療法について，基本的なアプローチと社会参加に向けたアプローチという視点から概説する．本稿では運動障害性構音障害の1タイプ，失調性構音障害を取り上げ，臨床の流れと，構音障害が発声発語器官のどのような問題と関係しているかを分析する方法を紹介した．また近年我が国でも注目されるようになってきたCCDは，様々な脳損傷後に起こる．局所的な脳損傷によって起こるCCDの症状については成書の説明に譲り，本稿では脳損傷後に起こるCCDの症状に着目してアプローチするプロセスについて概説したい．病院を退院した後にコミュニケーションの問題に気づき，地域の支援者やかかりつけ医に相談し，ようやくSTの評価につながるという場合がある．そのような状況でCCDの症状の有無を見つけるためのチェックシートCCCABI日本語版を紹介した．

Key words 後天性脳損傷(acquired brain injury)，外傷性脳損傷(traumatic brain injury)，運動障害性構音障害(dysarthria)，認知コミュニケーション障害(cognitive communication disorders)

はじめに

本稿では，後天性脳損傷後に起こり得る失語症以外の言語障害として運動障害性構音障害(dysarthria)と認知コミュニケーション障害(cognitive communication disorders；CCD)の言語療法について，基本的なアプローチと社会参加に向けたアプローチという視点から概説したい．脳出血や脳梗塞により起こる局所的な脳損傷後の言語障害については多数の成書があり，学生の時から授業で学ぶことも多い．本稿では外傷性脳損傷後に起こる運動障害性構音障害として失調性構音障害を取り上げた．また近年我が国でも注目されるようになってきたCCDは，様々な脳損傷によって起こり得る．局所的な脳損傷によって起こるCCDの症状については成書の説明に譲り，本稿では脳損傷後に起こるCCDの症状に着目してアプローチするプロセスについて概説したい．

外傷性脳損傷による運動障害性構音障害の評価と介入

1．脳外傷の後遺症

渡邉[1]によると，脳損傷により高次脳機能障害を呈する疾患群の中で，脳外傷は約10%を占める．脳外傷により脳への外力が直線的に加わる場合(例：頭部の打撲)と，頭部，頚部，脳幹を基点として回転加速度が加わる場合(例：重度のむちうち症)や脳全体に回転加速度が加わる場合(例：びまん性脳損傷)がある．前頭葉や側頭葉先端部が損傷されやすく，二次的に低酸素状態や低血流

---

* Mayumi HIROZANE, 〒350-0495 埼玉県入間郡毛呂山町毛呂本郷38　埼玉医科大学病院神経精神科・心療内科，非常勤講師

初回評価の準備	⇒	初回評価	⇒	介　入
①医学的診断名や損傷部位からタイプを推測し，起こり得る発話特徴や身体的特徴をリストアップする ②患者が医療スタッフや家族に自分の言いたいことが伝えられているか確認する ③患者の有効なコミュニケーション手段をスタッフや家族に説明する		④リストアップした発話特徴，身体的特徴の有無の確認 ⑤主訴・ホープの確認 ⑥構音障害の検査 ⑦総合的な運動障害性構音障害の検査 多職種のチームで評価結果をもとに日常生活，社会生活を視野に入れた長期目標，短期目標を立てる		⑧⑥と⑦の結果から構音障害の原因になっている発声発語器官の運動障害について考察し訓練プログラムを立てる ⑨介入の目的の説明し同意を得る **介　入** ⑩効果の検証（再評価） ⑪介入の終了，介入を継続

図 1．運動障害性構音障害の臨床の流れ

の結果，海馬の障害を生むことがある．後遺症として，身体的障害としては四肢の麻痺・失調，12脳神経の障害が起こる．神経心理学的な障害としては，知能，記憶力，注意集中力，遂行機能などの低下が問題になることがある．重度の外傷でも歩行を含むADLが自立する例が少なくないため，一見しただけでは障害が認知されにくいと渡邉は指摘する[1]．脳外傷では損傷部位により様々な運動障害性構音障害が起こり得るが，ここでは損傷が小脳や小脳路に及び起こる失調性構音障害を例にとり，臨床の流れについて説明する．

2．臨床の流れ：評価のための準備から介入まで

運動障害性構音障害の臨床の流れ（**図 1**）は原因疾患によらず共通である．初回評価の準備として，まず，①医学的診断名や損傷部位から運動障害性構音障害のタイプを推測し，起こり得る発話特徴や身体的特徴をリストアップしておく．②患者が医療スタッフや家族に自分の言いたいことが伝えられているか確認する．③運動障害性構音障害は，言語機能の障害である失語症とは異なり，発話（speech）の障害である．そのため重度の運動障害性構音障害の患者でも，聞いて理解する能力は保たれている．軽度から中等度の場合は，口頭での会話が成立する．発話が不明瞭で口頭での会話では了解しにくい時は，上肢に問題がなく書字

が可能であれば，対話者の問いかけに対し患者は筆談で答えることができる．発話明瞭度が重度で，かつ患者が筆談できない場合でも，対話者の問いかけに対しYesならばうなずく，あるいは目を閉じる，などの手段を用いることが可能である．日常生活では，トーキングエイドや指伝話などの機器を活用することもできる．これらの機器は，患者が言いたいことを予め機器に記憶させ必要に応じて音声で再生する，というものである．有効なコミュニケーション手段についての説明は，口頭だけでなく，必要に応じて実際に指導すると良い．

初回評価では，④事前に準備した発話特徴と身体的特徴のリスト（**図 2**）の症状が見られるか観察する．⑤患者の主訴やホープを確認する．主訴やホープについての聞き取りは一度の面接だけで終わることは少ない．受傷（発症）直後は，患者自身が混乱していて自身の問題点を言語化できない時期でもある．時間の経過とともに，自身の障害に目を向けるようになった段階で主訴やホープについて再確認することになる．留意したい点は，主訴もホープも経過とともに変わることは当然のことだと担当スタッフが認識し，かつその変化の背景を知ることが適切なリハビリテーションの目標や訓練内容の設定に意味を持つことを意識し続けることである．たとえば，患者が「復職したい」と

[発話特徴]

■リズムの乱れ 　　（ 有　　無　　疑い ）	■発声 　　　　　　（ 有　　無　　疑い ）
□オーラルディアドコキネシス /pa/ 　　　　　　　　　　　　　回/秒 リズムの乱れ 　（ 有　　無　　疑い ） /ta/ 　　　　　　　　　　　　　回/秒 リズムの乱れ 　（ 有　　無　　疑い ） /ka/ 　　　　　　　　　　　　　回/秒 リズムの乱れ 　（ 有　　無　　疑い ）	□強さの変動 　　（ 有　　無　　疑い ） □語頭の爆発的な発声（ 有　　無　　疑い ） □高さの変動 　　（ 有　　無　　疑い ） □声の振戦 　　　（ 有　　無　　疑い ）
■構音 　　　　　　（ 有　　無　　疑い ）	■所見
□断綴性発話 　　（ 有　　無　　疑い ） □スラー様撥音 　（ 有　　無　　疑い ） □構音の不規則な崩れ（ 有　　無　　疑い ）	

[身体的特徴]

□企図振戦 　　　（ 有　　無　　疑い ） □交互運動:唇を突き出す－横にひく 　　　リズムの乱れ（ 有　　無　　疑い ） □交互運動:舌 挺舌－引っ込める 　　　リズムの乱れ（ 有　　無　　疑い ） □交互運動:舌 左－右 　　　リズムの乱れ（ 有　　無　　疑い ）	■所見

図 2. 失調性構音障害が疑われるときのチェックシート

（文献 2, 3 より一部改変して引用）

述べた場合，なぜ復職したいのかという視点で話を掘り下げていくと，理由が 1 つであるとは限らないことがわかる．経済的な問題があるからというのが一般的な理由かもしれないが，金銭面の問題だけでなく，経済的に家族を支えることこそが自身の役割であると思っている場合や，仕事が自身のアイデンティティであると考えているから，など様々な理由があるものである．アイデンティ

ティの喪失に直面した患者には心理面での寄り添いが必須となる．また新たなるアイデンティティの確立につながる訓練課題を提案していくことが求められる． ⑥ 構音検査と ⑦ 総合的な検査を実施し，構音の誤りの背景にある運動能力の問題との関係について分析する．

　介入では ⑥ と ⑦ の分析に基づき， ⑧ 各構音器官ごとの機能訓練と構音訓練を実施する．初学者

は運動能力の検査結果と構音の障害（誤り音が生じる障害構造）との関係を分析し，機能訓練の計画の立案，すなわち何を実施し，何を到達ラインとして設定するかに難渋することが多い．筆者は初学者には白坂[4]が提案する音の産生に必要な構音の構えと操作ができるか検査し，介入につなげるという方法をすすめている．ここでは構音検査の結果［p］［b］の構音に問題があったという模擬症例の場合を簡単に紹介する．詳しくは文献4を参照してほしい．

　①「評価表1，評価表2」[4]（**表1，2**）を用いて，［p］［b］を産生する時に必要となる構音の構えと操作を確認する.「1顎挙上」「4口唇閉鎖」「10口腔内圧上昇」「11瞬間的開放（口唇）」「16母音とのわたり」「17有声・無声の対立」という構音の構えと操作が必要であることがわかる．次に②評価基準表1（**表3**）を用いて，①で挙げたすべての項目について検査をする．ここでは失調性構音障害で難しくなる可能性がある「17有声・無声の対立」の検査法について説明する[4].「17有声・無声の対立」の検査法は文献4に書かれている．患者の能力がどのレベルなのか，0～3までの各評価点の基準を満たすかどうか検査する．検査は評価点3から実施すると良い．有声無声の対立の3は有声・無声の対立が理解できるレベル（例：<u>パ</u>スと<u>バ</u>ス）.2は有声・無声の対立が困難な時がある場合.1は有声，無声子音の産出が可能だが実用的なレベルではない場合．0は失声のレベル．というように，産生が難しい理由を掘り下げていく．③そして評価基準表2[4]（**表4**）を用いて，各構音器官の運動制限をみる評価に進む．「評価表1」[4]（**表1**）に戻り，「17有声・無声の対立」に必要な運動機能のレベルは「A-3」と示されている．評価表2（**表2**）でA-3「声の高さのコントロール」は喉頭の単純な協調運動だと示されている．そこで評価基準表2（**表4**）の「A-3」の検査，すなわち「2.喉頭」の「3）単純な協調運動（声の高さのコントロール）」を検査する．評価点3から始め，「1オクターブ以上で，かつ，なめらかな変化が可能である」かどうかを検査する．これが

難しい場合は評価点2に示された内容を検査する，というように症状の軽い方から重い方の評価点の検査をしていく．

　⑨介入に入る前には，患者に介入の目的を説明し，同意を得ておくことが重要である．患者が介入の目的を理解しリハビリテーションに臨むことは効果的なリハビリテーションにつながる．その理由の1つ目は，身体のリハビリテーションと言語のリハビリテーションの大きな違いは，多くの訓練が他動的なリハビリテーションではなく，能動的なリハビリテーションだという点である．また，運動障害性構音障害のリハビリテーションの効果は訓練の量に比例し，原則として訓練の量は多いほうが良い[5]．しかし疲労が蓄積すると効率は下がるため，少量頻回が効率的である[5]．そのためSTとの訓練に加え，自主トレを実施することは効果的なリハビリテーションにつながる．ただし，原因疾患や合併する疾患によって訓練時間を適切に設定[5]することを忘れてはならない．実施する課題の到達レベルをきめ細かくチェックし，訓練プログラムを見直していく．たとえば，舌と口唇の改善のスピードが同じだとは限らないからである．⑩毎回のリハビリテーションの結果は定量的に記録をつけ，各発声発語器官の改善・回復を可視化していくと良い．訓練が終了した段階で再評価し，目標を達成できた場合はリハビリテーションが終了になる．あるいはまだ改善が見込まれる時は，介入計画を再設定し，リハビリテーションを継続するという場合もある．

認知コミュニケーション障害の評価と介入

1．認知コミュニケーション障害（cognitive communication disorders；CCD）とは

　CCDは高次脳機能障害に併発して起こるコミュニケーション障害である．CCDの評価・介入には2つのケースがある．1つは入院時に医学的診断名と画像診断により損傷部位が明らかになり，損傷部位から起こり得るコミュニケーションの問題の有無を評価・介入していくという場合で

表 1. 評価表1

音	構え 顎・舌(子音・母音・半母音) 1 顎挙上	2 舌の構え	口唇(口唇音・声門音) 3 口唇のまるめ	4 口唇閉鎖	舌(舌子音) 5 舌縁硬口蓋閉鎖	6 舌尖硬口蓋接触	7 舌尖硬口蓋せばめ	8 奥舌挙上	操作 鼻咽腔閉鎖 9 口腔への呼気操作	10 口腔内圧上昇	舌・口唇運動 11 瞬間的開放(口唇)(舌尖)(奥舌)	12 摩擦操作	13 破擦操作	14 弾き	母音・発声 15 発声	16 母音とのわたり	17 有声・無声の対立
	C-2	C-1	C-2	C-2	C-2	C-2	C-3		B-2	B-3	A-4 + B-4 +			C-3	A-2	A-2+C-3	A-3
a, o		( )	( )												( )	( )	
e, ɯ, i	( )	( )													( )	( )	
j	( )	( )													( )	( )	
ç	( )					( )		( )							( )	( )	
h	( )								( )						( )	( )	
w, ɸ	( )		( )						( )						( )	( )	
m	( )			( )						( )					( )	( )	
p, b	( )			( )						( )	( )				( )	( )	( )
n	( )					( )				( )					( )	( )	
t, d	( )					( )				( )	( )				( )	( )	( )
s, z, ɕ, ʑ	( )						( )			( )		( )			( )	( )	( )
ts, dz, tɕ, dʑ	( )					( )	( )			( )			( )		( )	( )	( )
r	( )													( )	( )	( )	
k, g	( )							( )		( )	( )				( )	( )	( )

(文献4より引用)

表 2. 評価表2

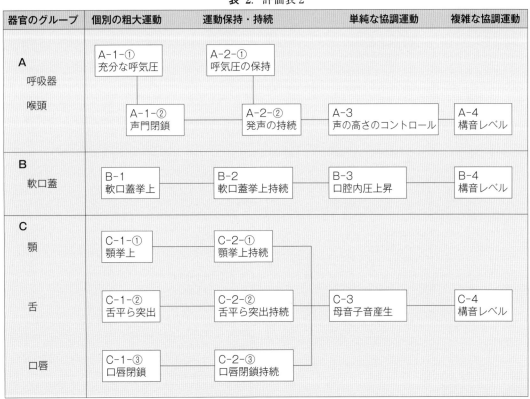

(文献4より引用)

表 3. 評価基準表 1

1) 顎挙上

0＝挙上不可．顎がまったく挙上しないか，挙上しても，歯間2指分以上開いている

1＝舌圧子を平らにして，歯ではさむことができるが，保持できないか，スピードが非常に遅い

2＝母音［i，e，a］の顎の開きが，随意的に可能であるが，変換が遅い

3＝母音［i，e，a］の顎の開きが随意的に可能で，しかも変換が十分速い

2) 舌の構え

0＝［a］のみ可能

1＝［i］，［e］，［a］のいずれも単独では，可能だが連続しては不可

2＝［i，e，a］が可能だが，変換に時間がかかり，速くすると歪みが増す

3＝［i，e，a］が可能で，変換も速やかである

3) 口唇のまるめ

0＝口唇にまったくあるいは，ほとんど動きなし

1＝［i，ɯ］のいずれも単独では，可能だが連続しては不可，あるいは不明瞭．視覚的にも口唇まるめ不十分

2＝［i，ɯ］は可能で，口唇まるめを認めるが，変換に時間がかかり，速くすると，まるめ不十分で歪みが増す

3＝［i，ɯ］いずれも明瞭で，変換も速やかである

4) 口唇閉鎖

0＝口唇にまったくあるいは，ほとんど動きなし

1＝口唇を閉鎖しようとしているが明らかに不十分である

2＝閉鎖するが，保持できない

3＝十分に閉鎖し，保持できる

5) 舌縁硬口蓋閉鎖

0＝舌にまったくあるいは，ほとんど動きなし

1＝歯列あるいは，硬口蓋とで閉鎖をしようとしているが，明らかに不十分である．［n：］が鼻音化した母音に聞こえる

2＝閉鎖するが，保持できない．［n：］が可能だが，不安定で，特に鼻音化した母音に聞こえる

3＝十分に閉鎖し，保持できる．［n：］が可能で，安定している

6) 舌尖硬口蓋接触

0＝舌にまったくあるいは，ほとんど動きなし

1＝舌尖挙上の動き認めるが，接触しない

2＝接触するが，保持できない

3＝安定して，接触，保持できる

7) 舌尖硬口蓋狭め

0＝舌にまったくあるいは，ほとんど動きなし

1＝歯列あるいは，硬口蓋との狭めが広すぎる．［s：］が摩擦成分として聞き取れない

2＝狭めが可能だが，不安定である．［s：］が聞き取れるが，不安定である

3＝狭めが可能で，安定している．［s：］が安定して聞こえる

8) 奥舌挙上

0＝舌の奥舌方向への動きを認めない

1＝奥舌方向への動きあるが，軟口蓋との間に明らかに距離がある

2＝接触しているように見えるが，［ŋ］の音が聞き取れないか，不安定である

3＝接触しているように見え，かつ［ŋ］の音が安定して聞き取れる

9) 口腔への呼気操作

0＝口腔にまったく，あるいはほとんど呼気がこない

1＝口腔に呼気がくるが，かなり弱い

2＝口腔に呼気がきて，摩擦成分も聞き取れるが不十分である

3＝十分な呼気がきて，鼻腔にもれない

10) 口腔内圧上昇

0＝呼気は，すべてあるいはほとんど鼻腔から排出する

1＝頬がやや膨らむ徴候は認められるが，すぐに鼻腔より排出する

2＝頬が膨らむが，持続が安定しない

3＝頬が十分ふくらみ，持続する

---

11) 瞬間的開放（破裂）

(1) 口唇破裂

0＝口腔への呼気の流れがほとんどない

1＝呼気を一旦止めてからの開放が認められない

（呼気を止められないか，止めても圧が弱い）

2＝［p］あるいは［b］に近い音は聞き取れるが，不十分で，開鼻声を認める

3＝［p］または，［b］がその音として聞き取れる

(2) 舌尖破裂

0＝口腔への呼気の流れがほとんどない

1＝呼気を一旦止めてからの開放が認められない

（呼気を止められないか，止めても圧が弱い）

2＝［t］あるいは［d］に近い音は聞き取れるが，不十分で，開鼻声を認める

3＝［t］，［d］のいずれかがその音として聞き取れる

(3) 奥舌破裂

0＝子音らしい音が聞き取れない

1＝子音部で「ŋ」の音が聞き取れる

2＝［k］［g］に近い音は聞き取れるが，不十分で，開鼻声を認める

3＝［k］［g］のいずれかがその音として聞き取れる

12) 摩擦操作

0＝子音らしい音が聞き取れない

1＝子音部で摩擦成分聞き取れるが不明瞭である

2＝［sa］，［ɕa］，［ɕi］のうち1つ以上が，歪みながらも，その音か周辺の音に聞き取れる

3＝［sa］，［ɕa］，［ɕi］の2つ以上がその音として聞き取れる

13) 破擦操作

0＝子音らしい音が聞き取れない

1＝子音部で破擦あるいは摩擦成分が聞き取れるが，不明瞭である

2＝［tsɯ］，［dza］，［tɕi］［dʑi］のうち1つ以上が，歪みながらも，その音か周辺の音に聞き取れる

3＝［tsɯ］，［dza］，［tɕi］，［dʑi］の2つ以上がその音として聞き取れる

14) 弾き

0＝子音らしい音が聞き取れない

1＝弾きの動きないが，ℓに近い音が可能である

2＝弾きの動き可能だが，音は歪む

3＝［r］の音として聞き取れる

15) 発声

0＝まったくの失声である

1＝発声は可能だが，母音および有声子音で常に有効ではない

2＝母音，および有声子音で発声を認めるが，声質，発声法などに問題がある

3＝いずれの母音，および有声子音でも，良好な発声が認められる

16) 母音とのわたり

0＝わたりは，困難である

1＝簡単な組み合わせでは可能な場合がある

2＝基本的にわたり可能だが，できない組み合わせもある

3＝産生可能な子音とのわたり良好

17) 有声・無声の対立

0＝失声か，それに近い状態である

1＝有声子音，無声子音の産生が可能だが不安定で，弁別には実用的でない

2＝有声，無声の対立可能だが弁別困難な場合がある

3＝有声無声の対立は，十分弁別的である．

（文献4より引用）

表 4. 評価基準表 2

1. 呼吸

1) A-1　個別の粗大運動レベル(発声のための呼気圧の評価)

0=呼吸器介助しながら発声しても, 有声音が得られない

1=呼吸器介助により発声が可能である

2=呼吸器介助なしでも, 発声が可能であるが, 声の強さは, 非常に弱い

3=介助無しで, 十分な声量の発声がある. 声帯レベルの嗄声は評価しない

2) A-2　運動保持・持続のレベル(発声に十分な, 呼気の保持の評価)

0=2秒未満

1=2秒以上 5秒未満

2=5秒以上 15秒未満

3=15秒以上

2. 喉頭

1) A-1　個別の粗大運動レベル(発声の可否)

0=呼吸器圧迫介助をしても声がまったくでない

1=呼吸器圧迫介助をすれば声が出るが, 非常に弱い

2=呼吸器圧迫介助にかかわらず十分聞き取れる声が出るが, 嗄声が著しい

3=良好な発声. あっても軽度の嗄声

2) A-2　運動保持・持続(最長発声持続時間)

0=2秒未満

1=2秒以上 5秒未満

2=5秒以上 15秒未満

3=15秒以上

3) A-3　単純な協調運動(声の高さのコントロール)

0=高低, 強弱の変化ほとんどなし

1=声域が1オクターブにはるかに満たないか, 1オクターブ程度あっても, 変化が著しく制限されている

2=1オクターブ程度の声域で, かつその範囲での変化がなんとか可能である

3=1オクターブ以上で, かつ, なめらかな変化が可能である

4) A-4　複雑な協調運動(構音レベル)

0=有声音を認めない

1=母音が可能だが, 子音は不可能

2=子音が可能だが, 有声無声の誤りなどを認める

3=すべての子音が可能

3. 軟口蓋

1) B-1　個別の粗大運動(視診による軟口蓋挙上の評価)

0=軟口蓋の動きがまったく認められない

1=やや動く, 動くことがある

2=挙上するが, 顕著な偏移があるなど, 閉鎖不十分が明らかに認められる

3=十分挙上する

2) B-2　運動保持・持続(視診による軟口蓋挙上持続の評価)

0=ほとんど挙上しないか, 挙上しても持続しない

1=挙上は持続するが, 明らかに不十分である

2=断続で, 明らかな挙上不全を認める

3=持続, 断続ともに挙上持続は良好である

3) B-3　単純な協調運動(口腔内圧上昇)

0=まったく, 頬を膨らませられない

1=いずれかの介助で膨らむ

2=膨らむが, すみやかに膨らまないか, 保持できない

3=すみやかに膨らんで, 保持できる

4) B-4　複雑な協調運動(構音レベル)

0=母音の著しい鼻音化, 非鼻音の産生不可

1=非鼻音で可能な音がある

2=非鼻音がおおむね可能だが, 鼻音化を認める

3=すべての子音が可能

4. 下顎

1) C-1-①　個別の粗大運動(顎の挙上・閉鎖)

0=顎の挙上運動がまったくない

1=顎挙上の動きはあるが, 閉鎖には至らない

2=顎閉鎖可能だが時間かかる

3=顎閉鎖すみやかに, かつ確実に可能

2) C-2-①　運動保持・持続(挙上・閉鎖保持)

0=閉鎖不可または, 2秒以内

1=閉鎖が2秒以上, 5秒未満

2=5秒以上 15秒未満

3=15秒以上

5. 舌

1) C-1-②　個別の粗大運動(舌を平らに出す)

0=まったくあるいは, ほとんど動きがない

1=歯列より外まで出ない

2=歯列より外まで出るが, 短いか, 平らに出ない

3=歯列より2 cm 以上平らに突出する

2) C-2-②　運動保持・持続(舌を平らに出して保持する)

0=歯列にそって, 平らに前方に出せない, または, 出せても2秒未満

1=平ら保持が, 2秒以上, 5秒未満

2=5秒以上 15秒未満

3=15秒以上

6. 口唇

1) C-1-③　個別の粗大運動(口唇を閉じる)

0=口唇の動きがまったくあるいはほとんどない

1=動きはあるが閉鎖明らかに不十分

2=片麻痺などで閉鎖不全みとめるが, 実質的な閉鎖可能

3=閉鎖がすみやかで, かつ十分可能

2) C-2-③　運動保持・持続(口唇を閉じて保持する)

0=口唇閉鎖しないか, しても2秒未満

1=口唇閉鎖が, 2秒以上, 5秒未満

2=5秒以上 15秒未満

3=15秒以上

7. 顎・舌・口唇の協調運動(母音子音産生)

1) C-3　単純な協調運動

0=母音不可能

1=母音可能だが, 子音不可能

2=子音で複数可能な音がある

3=すべての子音が一音節なら可能

2) C-4　複雑な協調運動(構音レベル)

0=子音不可能

1=子音で複数可能な音がある

2=子音がおおむね可能だが, 連続すると歪む

3=すべての子音が連続して可能

(文献 4 より引用)

表 5. CCD の臨床で活用できる失語症関連の検査

目 的	言語機能面		実施する検査
失語症の有無の確認	表出	音レベル 単語レベル 文レベル 談話レベル	• WAB 失語症検査 　失語指数(AQ) • 標準失語症検査 • 標準失語症検査補助テスト(まんが 　の説明)
	理解	音レベル 単語レベル 文レベル	
喚語困難の確認	表出	単語レベル	失語症語彙検査
文の産生能力の確認	表出	文レベル	文構成テスト
聴理解の確認	理解	単語レベル 文レベル	新日本版トークンテスト

ある. たとえば, 右半球損傷によりどのような症状が起こるのかを文献 6 で確認し, 情動的なプロソディの理解障害があるのではないかと評価したり, 前頭葉損傷によるワーキングメモリの障害でメモが取れないのではないかと評価する[6]というアプローチである. いま 1 つは, 退院後に日常生活や社会生活の中でコミュニケーションの問題に気づき, かかりつけ医, あるいは地域の支援者に相談し ST の評価につながるという場合である. 本項では, 後者の場合のアプローチについて概説したい. 損傷部位についての情報がない場合の臨床では, CCD の症状とその要因として考えられる認知機能との関係でアプローチするのが良いのではないかと考えている. CCD の原因として Mac-Donald[7]は, 交通事故, 転倒, スポーツによる脳しんとう, 頭部への殴打, 脳卒中, 神経疾患, 心停止, などを挙げている. その結果, 注意, 記憶, 体系化, 推論, 遂行機能, 自己抑制あるいは情報処理の低下といった認知的問題や思考の問題と関連する CCD が起こる.

2. 基本的なアプローチ(表5)

CCD と失語症とは異なる障害であるため, その評価・介入の方法が異なることは明らかである. そのため失語症の有無の鑑別をしてから CCD の評価に入ることは重要である. 筆者は WAB 失語症検査(WAB)を実施し, 失語指数(AQ)を算出し失語症の有無の判断に用いることが多い. 理由の

1 つには海外の脳外傷患者の研究で失語症がないことを前提とする場合, WAB の AQ を提示することが多いからである. ただし失語症ではないことが確認できた CCD 者でも, 喚語困難や聴理解の問題が見られる場合もある. 失語症検査で喚語困難がないと確認できた CCD 者でも, より難易度の高い失語症語彙検査の下位検査意味カテゴリー別名詞検査(呼称)の低親密語(100 語)を実施すると健常群の[平均値−1 SD]よりも低い成績である場合がある. 同様に失語症検査の聴理解課題では問題がなかった場合でも, 新日本版トークンテストでは健常群の平均を下回ることがある.

CCD の症状を把握するためのチェックリストに「後天性脳損傷のための認知コミュニケーションチェックリスト日本語版」(CCCABI(シーシーキャビ)日本語版)[7](**図 3**)がある. 臨床では, 患者の訴えるコミュニケーション場面での「困りごと」を丁寧に聞き取ることから始めると良い. この時に CCD の症状の有無をみるチェックリストCCCABI(シーシーキャビ)日本語版を用いると症状とその要因になっている可能性がある認知機能がわかり, 実施すべき検査について示唆が得られる(**図 3**). CCCABI 日本語版は日常生活の実用的コミュニケーションに問題があるかについての 5 項目, 特定の機能に問題があるかについての40項目からなる. ある症状が見られた場合は, CCCABI 日本語版の左側に書かれた関連する認

後天性脳損傷のための認知コミュニケーションチェックリスト日本語版
Cognitive Communication CHECKLIST for Acquired Brain Injury (CCCABI日本語版)
©Sheila MacDonald, M. CL. Sc. SLP (C)（著者）廣實真弓（翻訳）

氏名 _____　　家族・関係者 _____

面接者 _____　　日付 _____

日常生活の実用的コミュニケーション（活動/参加）に問題があるか
量，質，効率，スピード，頻度，自立度，あるいは持久力の面で，脳損傷後に低下している項目

1. ☐ 家族とのコミュニケーションや社会的なコミュニケーションに問題がある
2. ☐ 地域生活でのコミュニケーションに問題がある（店，行政サービス，インターネット，電話，病院，金融，法律）
3. ☐ 職場でのコミュニケーションに問題がある
4. ☐ 学校でのコミュニケーション/学業成績に問題がある
5. ☐ 問題解決，意思決定，セルフ・アドボカシーに必要なコミュニケーションに問題がある

特定の機能に問題があるか（問題がある項目すべてにチェックする）．もし問題があった場合はSTに紹介する．

聴覚理解と情報処理 可能性のある要因: 聴覚，注意，記憶， 受容言語； 理解，統合，推論， 情報処理スピード	6. 7. 8. 9. 10. 11. 12. 13. 14. 15. 16.	☐ ☐ ☐ ☐ ☐ ☐ ☐ ☐ ☐ ☐ ☐	言われていることが聞こえる，音に対する感度，耳鳴り－耳鼻科のSTに相談する 単語や文を理解する 長い話を理解する（討論，講義，ニュース，テレビ） 複雑な話を理解する（ユーモア，微妙な発言，言外の情報） 情報の統合－情報を結び付けて結論を出したり，要点を理解することができない 議論を誤解したり，誤った解釈をする傾向がある 言われていることに注意を集中する（注意散漫，疲労，興味） 一人の話者から別の話者へ注意を移す 会話の流れについていき，話題からそれない 話している間，あるいは聞いている間，頭の中に考えをとどめておく 新規の会話や，出来事，情報について覚えておく
表現，談話と社会的コミュニケーション 構音，語想起，言語， 記憶，注意，社会的 コミュニケーション， 疲労，流暢性，推論， 遂行機能，社会的認知， 知覚，自己制御	17. 18. 19. 20. 21. 22. 23. 24. 25. 26.	☐ ☐ ☐ ☐ ☐ ☐ ☐ ☐ ☐ ☐	言語音，筋肉の動き，声，流暢性，吃 語想起，喚語，単語を思いつく，語彙，単語の選択 文のプランニング，文の構成，文法 会話を開始する 会話の話題を作る，何を言うべきか考える，構想を練る，話題を追加する あいまいで，整理されていない会話（指示代名詞の多用，前提条件が欠落など） 過度に話し，まとまりがない，冗長な会話 社会的に問題のある発言，コメント（衝動的，怒り，悪態，冗談，話題の選択） 非言語的スキル（アイコンタクト，対人距離，表情，声のトーン，癖，ジェスチャー） 相手からのキューや，気持ち，文脈，見方を認識したり，理解したりする
読解 印刷された，あるいは 電子媒体に書かれた 物ならば何でも	27. 28. 29. 30. 31. 32.	☐ ☐ ☐ ☐ ☐ ☐	身体的問題（視覚：複視，かすみ目，視野，追視，痛み，疲労，めまい）－ 眼科医に相談する 文字や単語を解読する，流暢に音読する 読んだ文，段落，文章を理解する 読んだ情報を数時間から1日程度保持し，思い出し，整理する 読んでいるものに注意を向け続ける－注意を向けることが難しく2回読まないと 理解できない 読むことに使うための持久力が減少している（現在は_____分；発症前は_____分 読み続けることが可能）
書字による表現 印刷された，あるいは 電子媒体に書かれた 物ならば何でも	33. 34. 35. 36. 37.	☐ ☐ ☐ ☐ ☐	書字に関連する身体的側面，手の動き－作業療法士に相談する 単語を書く 文を作り，書くためのアイデアを練る（文の構成） 思考を整理し書き表す（書字による談話） 発症前に比べると文字を正しく書くことが難しい
（コミュニケーションに 要求される） **思考，推論，問題解決， 遂行機能，自己制御**	38. 39. 40. 41. 42. 43. 44. 45.	☐ ☐ ☐ ☐ ☐ ☐ ☐ ☐	内省，気づき，問題があると認識すること 意思を決定し表明する（事実を把握する，事実を比較する，賛否，決定） 相手にのまれたり，腹を立てたり，臆したりせずに討論できる あまり関係ない情報は除去し，優先度の高い中心的なことに集中する 整理する，統合する，分析する，推論する，全体像を見る 要約する，要点を理解するあるいは核心をつく，結論を引き出す ブレーンストーミングする，アイデアや代替案を出す，創造的に思考する コミュニケーションを計画し，優先順位を決め，実行し，最後までやり通し， 評価し，セルフモニタリングする
合計			_____ 同定されたコミュニケーションの懸念事項の数

〈注〉転写は以下を表記した場合許可する：Sheila MacDonald (2015) Cognitive Communication Checklist for Acquired Brain Injury (CCCABI) CCD Publishing；Guelph, Ontario, Canada, N1H6J2, www.ccdpublishing.com
CCCABIチェックリスト日本語版(2019)　翻訳　帝京平成大学　廣實真弓 m.hirozane@thu.ac.jp

図 3. 後天性脳損傷のための認知コミュニケーションチェックリスト日本語版

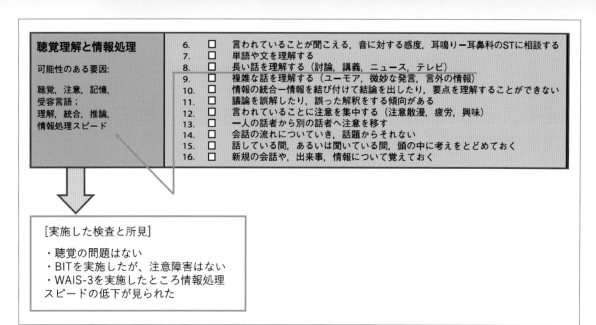

図 4. CCCABI 日本語版の使い方の例

知機能の神経心理学的検査を実施し，障害構造を分析する(**図4**). たとえば，「聴覚理解と情報処理」の「8. 長い話を理解する(討論, 講義, ニュース, テレビ)」のうちニュースの理解に問題を呈している患者ならば，「聴覚理解と情報処理」の項目に関連する可能性がある神経心理学的検査を実施する.「聴覚」の問題はなく，CAT-R 改訂版標準注意検査法を実施したが「注意」の問題はなかった. WAIS-3 を実施したところ「情報処理スピード」の低下が見られた. というように分析する.

CCD の症状は我が国では，医療現場でも十分に周知されていない可能性がある. そのため病院を退院する段階で医療スタッフから患者や家族にどのような症状があるのか，それに対してどのように対応すると良いのか，説明されていないことも懸念される. 中等度以上の後天性脳損傷者の75%に CCD の症状が見られたとの報告がある[8]. 近年, 高次脳機能障害は適切に，適時に評価・介入されているので, 何らかの高次脳機能障害が認められた場合には，CCCABI 日本語版を用いてコミュニケーションの問題が生じていないかどうか確認するだけで, CCD に対する対応の遅れを予防することができるのではないか. とはいえ, CCD の検査法や訓練教材の開発が遅れていることは事実であり, 引き続き開発が進むように期待されている[9].

本論文の発表に関連して, 開示すべき利益相反関連事項はない.

謝　辞　本論文は JSPS 科研費 JP21K02052 の助成を受けて実施した.

文　献

1) 渡邉　修：医学的知識の整理. 廣實真弓編著, 気になるコミュニケーション障害の診かた, 100-104, 医歯薬出版, 2015.
   Summary 脳外傷後の言語臨床に必要な医学的知識がわかりやすく説明されている. 脳血管障害による言語障害との違いを確認するためにも有用である.
2) 柴本　勇：失調性障害. 熊倉勇美ほか編, 標準言語聴覚障害学発声発語障害学第2版, 203-204, 医学書院, 2015.

3) 廣瀬　肇：失調性障害. 廣瀬肇ほか編, 言語聴覚士のための運動障害性構音障害学, 110-111, 医歯薬出版, 2001.

4) 白坂康俊：検査・診断・評価の流れ. 言語聴覚士のための運動障害性構音障害学, 122-141, 医歯薬出版, 2001.

5) 白坂康俊：機能訓練の原理と原則. 言語聴覚士のための運動障害性構音障害学, 264, 医歯薬出版, 2001.

6) 本多留美：右半球損傷・前頭葉損傷にみられるコミュニケーション障害. 廣實真弓編著, 気になるコミュニケーション障害の診かた, 84-97, 医歯薬出版, 2015.
Summary　右半球損傷や前頭葉損傷でどのような高次脳機能障害が起こるのか, またそれに併発して起こるコミュニケーション障害が具体的に説明されている.

7) MacDonald S, (廣實真弓訳), 後天性脳損傷のための認知コミュニケーションチェックリスト日本語版.
〔https://brainandcommunication.ca/wpcontent/uploads/2019/03/CCCABI-Japanese1.pdf〕(cited2024.4.1)
Summary　CCCABI の1ページ目には, CCD の原因疾患や, 使用方法などが記載されている. 2ページ目のチェックリストを使用する前に読んでおくと良い.

8) MacDonald S：Introducing the model of cognitive-communication competence：A model to guide evidence-based communication interventions after brain injury. *Brain Inj*, 31：1760-1780, 2017.

9) 中村　光：コミュニケーションと認知機能―障害と評価―. 日本老年療法学会誌, 1：1-7, 2022.

特集／知っておきたい！失語症のリハビリテーション診療

原発性進行性失語に対する言語療法

佐藤睦子*

Abstract 原発性進行性失語（primary progressive aphasia；PPA）は，言語症状を主たる症状として発症する神経変性疾患である．失語以外の認知機能障害や運動障害などの神経症状は目立たないことが前提であり，また，失語症の原因がほかに見当たらないことも診断の際の重要なポイントである．現在，PPAは，言語症状の特徴によって，非流暢／失文法型，意味型，ロゴペニック型に分類されている．言語療法は病期の早いうちから開始するべきである．いずれのタイプでも呼称障害に対する訓練効果は認められるので，機能訓練は脳血管障害例と同様に行うべきであるが，機能訓練を過度に進めることなく，日常生活で「できる機能」を見つけることも必要である．進行性であることに留意し家庭や社会の中でその人なりの役割を失わないように支援を続けることも言語療法の一環である．

Key words 原発性進行性失語（primary progressive aphasia），非流暢／失文法型原発性進行性失語（non-fluent/agrammatic variant PPA），意味性原発性進行性失語（semantic variant PPA），ロゴペニック型原発性進行性失語（logopenic variant PPA），言語療法（speech therapy）

はじめに

原発性進行性失語（primary progressive aphasia；PPA）は，言語症状を主たる症状として発症する神経変性疾患である．失語以外の認知機能障害や運動障害などの神経症状は目立たないことが前提であり，また，失語症の原因がほかに見当たらないことも診断の際の重要なポイントである．現在，PPAは言語症状の特徴によって，非流暢／失文法 variant PPA（non-fluent/agrammatic variant PPA；nfvPPA），意味 variant PPA（semantic variant PPA；svPPA），ロゴペニック variant PPA（logopenic variant PPA；lvPPA）に分類されている[1]（**表1**）．

PPAは，背景となる病理に基づく疾患区分ではなく臨床症候からまとめられた臨床診断名であるが，一方，病理診断を背景とする前頭側頭葉変性症（frontotemporal lobar degeneration；FTLD）においても同様の言語症状の分類があり，PPAと重なる症状がある．PPAとFTLDの言語症状について，以下に併せて述べる．

原発性進行性失語の分類

1．非流暢／失文法 variant PPA（nfvPPA）

本稿では，非流暢／失文法型と表現する．この型は，発語の際に失文法あるいは一貫性のない音の誤りや歪みが認められる．努力性で途切れがちな発語である．単語レベルの理解は保たれており，物品の知識も保たれている．このような言語症状は，FTLDの進行性非流暢性失語（progressive non-fluent aphasia；PNFA）と共通する症状である．発語が非流暢で言語理解が良好であるこ

---

* Mutsuko SATO，〒963-8563　福島県郡山市八山田 7-115　総合南東北病院神経心理学研究部門

表 1. 原発性進行性失語（primary progressive aphasia；PPA）の診断基準

Ⅰ．非流暢／失文法 variant PPA
少なくとも以下のうち 1 つがある 　　1．発語が失文法 　　2．非一貫性の音の誤り／歪みのある，努力性で途切れがちな発語 少なくとも以下のうち 2 つがある 　　1．統語的に複雑な文の理解障害 　　2．単語レベルの理解は保たれている 　　3．物品の知識は保たれている
Ⅱ．意味 variant PPA
以下の 2 つがある 　　1．呼称障害 　　2．単語レベルの理解障害 少なくとも以下のうち 3 つがある 　　1．物品の知識の障害，特に低頻度語，低親密語で 　　2．表層性失読あるいは表層性失書 　　3．復唱は保たれている 　　4．発語の文法・構音は保たれている
Ⅲ．ロゴペニック variant PPA
以下の 2 つがある 　　1．自発話と呼称で語想起障害がある 　　2．文や句レベルの復唱障害 少なくとも以下のうち 3 つがある 　　1．自発話と呼称で音韻性の誤りがある 　　2．単語レベルの理解や物品の意味は保たれている 　　3．発語運動は保たれている 　　4．失文法は目立たない

（文献 1 より改変して引用）

とが特徴である．

　PPA では非流暢な発語あるいは失文法を示す症例は非流暢／失文法型として 1 つにまとめられているが，日常臨床では 1 つのタイプと見なすことを躊躇する症例もある．たとえば，主症状は非流暢な発語を示す発語失行であって文法障害は伴わない症例や，逆に，発語失行は認められないが文法障害を示す症例である．前者の一群は原発性進行性発語失行（primary progressive apraxia of speech；PPAOS）[2] として，また，後者は進行性失文法（progressive agrammatic aphasia without apraxia of speech；PAA）として提唱されている[3]．

2．意味 variant PPA（svPPA）

　このタイプでは，単語レベルの理解障害があり，かつ，呼称障害がある．FTLD にも同様の言語症状があり，意味性認知症（semantic demen-

tia；SD）と呼ばれる．本稿では意味型 PPA と表現することにする．

　意味型 PPA や SD では，会話場面で質問された際に「○○ってなんですか」と問い返す発言が特徴的である[4]．たとえば，「調子はいかがですか？」という質問に対して，「調子ってなんですか？」と応じる．これは"調子"という語の意味が理解できないことによる反応である．構音や文法は保たれているが語の意味理解が障害されているため，語の既知感がない，理解障害を示した語は別の場面でも一貫して理解できない，語頭音のヒントが無効である，諺の補完ができない，記号や物事などの意味記憶も障害されるなどの特徴がある．呼称障害の際，ヒントを出されても患者は出されたヒントで語が完結していると判断している．たとえば，鉛筆の呼称課題で「えん」とヒントを出され

表 2. 原発性進行性失語（PPA）の発語失行に対する Henry ら（2013）の訓練方法の概略

> (1)目　　的：患者が自分で音読時の誤りを検出し修正して表出できるようになる
> (2)訓練材料：患者の興味に合わせて作成した 50 単語程度の長文課題
> (3)訓練手順：
> 　　1．患者は，訓練材料の長文課題を音読し，誤りが生じた多音節語を特定する
> 　　2．上記 1. で特定した多音節語に下線を引き，音節の区切りがわかるように区切り線を引く
> 　　3．それぞれの音節が正しく表出できるまで音節ごとに表出し，その後，単語として表出する
> 　　4．上記 3. ができたら，文頭に戻り，文脈の中でその語を正しく表出できるよう音読する
> 　　5．再び誤りが生じたら上記 2. 以降を繰り返す．文全体を正しく表出できるまで繰り返し練習する
> 　　6．以上のステップで，同じ文章を誤りなく読めるまで音読練習をする．自宅でも音読練習をする
> 　　7．翌週に，前週の内容をまとめたものを口頭で表出する
> (4)訓練頻度：週 1 回 1 時間のセッションを 12 週．自宅での自習訓練を少なくとも週 5 回 1 日 30～45 分

（文献 8 より改変して引用）

ても「ああ，これは『えん』ですか」と反応する．また，諺の補完課題では，たとえば，「犬も歩けば…」と提示されても「棒にあたる」とは続かず，「犬も歩けば」で完結していると思っている．"腹が立つ"，"口が軽い" などの慣用句の意味理解も障害される[5]．復唱は保たれている．文字言語に関しては，表層的な読字や書字が出現する．たとえば，"梅雨"を「うめあめ」と読んだり"明るい"を「赤るい」と書いたりする．これらの言語症状は，本邦では語義失語と呼ばれている症状である．

3．ロゴペニック variant PPA（lvPPA）

上記の 1 や 2 に該当しない PPA は，ロゴペニック variant PPA に分類される．Gorno-Tempini らは，2011 年の診断基準の発表に先立って，2004 年にこの一群を logopenic progressive aphasia（LPA）と命名している[6]．以来，このタイプは LPA と称されることも少なくない．本稿でも LPA と表現することにする．LPA では，語想起障害があり，文や句レベルの復唱障害がある．単語レベルの理解や物品の意味は保たれ，発語運動は保たれている．失文法は目立たない．

発語失行や失文法が認められず意味理解も保たれているが語想起障害や復唱障害が認められる場合には LPA に分類されることになるが，特徴的な言語症状に欠ける失語像であるという印象は否めない．松田[7]によれば，LPA には，喚語困難が目立つタイプ，音韻性錯語が目立つタイプ，言語性短期記憶が低下しているタイプがある．LPA が

単一の症候群であるかどうかについては検討の余地があるとされる所以である．

原発性進行性失語（PPA）に対する言語治療

非流暢／失文法型の軽症発語失行について言語治療を実施した Henry ら[8]の方法を紹介すると，**表 2** のような手順になる．軽症例においては，単音や単音節レベルの訓練では平易すぎるので，彼らは文章題を用いている．課題文を音読させ，その際の語音の誤りを患者自身が検出して，その誤りを自ら修正するという方法である．この作業を反復させることによって患者は構音の誤りを自発的に修正することができた．この例では，訓練セッションが終了したのちも自習を継続しており，1 年後もその効果は持続していた．筆者も，60 代右利き男性非流暢型失語例に対して Henry ら[8]に準じた言語訓練を試みたことがある[9]．本例では，会話や筆談に出てきた語の中から 4～5 モーラ程度の語を訓練対象語に選び，これらを仮名文字で提示し，1 音ずつ構音練習を行い，その後，音を連結させて語として構音するという手順をとった．1 回の訓練について 5 語程度を使用し，1 語について 4～5 回構音練習をした．実施頻度は月1 回である．この時期の本例の発語は音の繰り返しや歪みがあり，また，音の過不足が生じてモーラ数が一致しないことが多かった．たとえば，音読課題の"ごちそうさま"では，「ごちさ，さま…ごちさ，さ，さま」と音読するような誤りが認めら

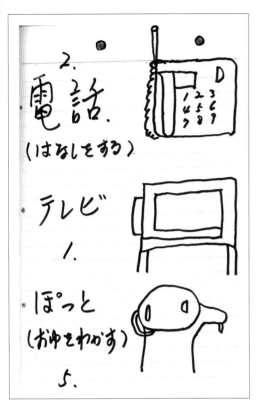

図 1. 意味型 PPA 自験例（60 代右利き女性）の描画と書字の例
物品を描き，その横に名称や機能を書き込み，語と物と用途を対応させ意味理解を促す訓練を実施した．

表 3. 意味型 PPA 自験例（60 代右利き女性）の症状と残存機能：日常生活で難しいこと，できること

＊障害されている機能（日常生活で難しいこと）
(1) 語義理解：言葉の意味がわからない
(2) 語想起：言葉が出てこない
(3) 下位概念の理解：野菜であることはわかるが料理で食材の選択ができない
(4) 計算：お釣りの計算ができない
＊保たれている機能（日常生活でできること）
(1) 上位概念の理解：化粧品を間違わずに使用する
(2) 日時の見当識：来院日やテレビ番組の時間を把握している
(3) 数字の概念：買い物で価格を比較して安い方を選ぶ
(4) 音楽機能：歌を歌える，音楽番組を楽しむ
(5) 構成機能：絵を描く，洗濯物を干す・畳む

れ，自発語においても同じような試行錯誤が生じた．訓練後は自然な構音運動が得られ，まとまった語として表出できて構音の正確性は向上した．しかし，その効果は即時的と判断せざるを得なかった[9]．本例の場合，この訓練を実施した時点では，発語重症度が軽症とは言えなかったことや，自習をしていたとは言うものの月 1 回という訓練頻度の低さが，訓練効果に影響を及ぼしたのかもしれない．

意味型 PPA では，構成機能や視覚分析が保たれていることが多いことから，これらの機能を利用することが多い．自験例の 60 代右利き女性，意味型 PPA の場合，語義理解や語想起が障害されており会話場面では言語理解障害や喚語困難が認められるものの，実物や写真を見ながら描写することができたことから，自発描画した絵の横にそれぞれの単語を書き取ったり写字をしたりした後，絵と文字を見比べながら物と語を結びつけ，語と意味の照合を行う訓練を進めた（**図 1**）．患者は，このような絵-文字対応作業を自宅でも自発的に行っていた．ただ，訓練後も「ああ，これは，○○と言うのね」と初出単語に出会ったかのような反応をすることも多かったことから，必ずしも語や意味の再獲得ができたとは言えなかった．SD に対して言語訓練を実施した一美ら[10]によると，呼称障害の軽い症例であれば呼称訓練の効果は持続していることから，症状が軽症の時点から言語療法を始めることがすすめられている．自験例の場合は，必ずしも軽症とは言えなかった時点での訓練であったことが，再獲得困難の理由だったかもしれない．一方，自験例では，描画能力や筆跡のほかアラビア数字の概念や日時の見当識，歌唱能力は保たれており，買い物の際に値段の安い方の野菜を選んだり，テレビ番組の時間を把握して音楽番組を楽しんだり一緒に歌ったりすることができた（**表 3**）．言語療法においては，保たれている機能を明らかにし，楽しめることを見つけることも大切な作業である．

LPA 例に対しては，呼称訓練と書字訓練を行った小森ら[11]の報告がある．彼らの方法は，呼称課題で「棘がある真っ赤な…バラ」のように，文末に課題語を組み込んだ有意味文を聴覚提示し，これらに相当する絵カードを選択する段階などを経て最終的に絵カード呼称をするという手順であり，また，書字課題では課題語が書かれた文字カード

を写字したのちに最終的には絵カードの書称をするという手順である．書字訓練では漢字と仮名を訓練している．いずれも刺激を提示して反応を引き出すという原則の訓練である．その結果，呼称，漢字書字，仮名書字のいずれの課題でも即時効果は得られた．しかし般化は生じなかった．

PPA の呼称能力に焦点を当てた言語訓練の効果に関しては，報告によって結果にばらつきはあるものの，どのタイプの PPA においても呼称能力に即時的な効果は認められたとする報告が多い[12]．また，上記の Henry ら[8]や一美ら[10]のように長期的効果が認められたという報告もある．一方，筆者ら[9]や小森ら[11]の報告のように即時的な効果に留まる症例も多い．

PPA の言語治療では，概ね脳卒中例に準じた方法で行われることが多い[8]．つまり，呼称障害や書字障害などそれぞれの言語症状に対しては，基本的に脳血管障害例の場合と同様に，呼称訓練や書字訓練などの機能訓練を行う．訓練に使用する題材を，それぞれの症例に合わせて準備する点についても脳卒中例と変わらない．進行性疾患であっても言語訓練によって言語症状の維持・改善を目指すことには意義があり，主治医は早期にPPA 症例を言語聴覚士につなげるべきである[13]．病期の早いうちに言語治療を導入することが基本とされるので[12]，脳画像上では異常所見が認められない時点でも初期の PPA が疑われる場合は，言語症状を検索しながら主観的言語症状を聞き取る作業を始めるべきである．

一方，脳卒中例と同様に，もちろん機能訓練だけが PPA に対する言語療法ではない．リハビリテーションにおいては"できない機能"に注目しがちであるが，"できる機能"にも目を向ける必要がある．上記の意味型 PPA 自験例のように，コミュニケーション能力は低下しても，日常生活上は保たれている機能があるので，「言語能力」を評価しつつ生活機能の評価も忘れないようにしたい．言語症状には，発症前の言語能力が少なからず反映されるので，神経心理学的検索をしつつ日常生活状況を聴取して，"できること"を見つける作業を進め，発症前の能力を推定し言語習慣や文化的背景について考慮しながら症状への対応を考えることが大切である．

このように，言語症状に対する直接的な訓練とともに日常生活上の困難さを軽減したり生活を楽しんだりするための支援は欠かせない．PPA の場合，言語症状の進行に伴い「何もできなくなった」と悲観する患者や家族は少なくない．「何もできなくなった」と悲観しがちな心理状態を理解し受け入れつつ，長期的な視点で本人や家族を支えることが必要である．日常生活における話題を共有したり，意思疎通の際の留意点を関係者へ提示したりすることも，言語療法の一環である．たとえば，発話を急がせない，図や文字を提示したりして理解を助ける，作業記憶に負担をかけないように短い文で話しかけるなどコミュニケーション場面での対応策を示す，などである．

また，言語療法は，患者や関係者のコミュニケーション場面を確保する最良の機会である．患者や家族は，機能訓練に留まらず生活支援に関わる情報を提供されたり相談したりするなど，広義の言語療法を受けることによって精神的負担が軽減したと述べることが多い[9]．言語療法によって生活の質の維持あるいは向上が図られていると推察される．家庭内や社会生活において何らかの役割を持つことは，社会生活やコミュニケーション活動を維持し生活の質を維持することに役立つ．家庭人，社会人としてその人なりの役割をともに考え提案するのも言語療法の一環である．

おわりに

神経変性疾患に限らず進行性疾患の場合は病名告知に関しては配慮が必要なことが多い．患者－医療者間の信頼関係を築き十分な配慮をしたうえで告知をしたとしても，進行性疾患は本人や関係者にとっては容易には受け入れ難い病態であるが，PPA の場合，リハビリテーションの目的を共有するためには早い段階で告知するのが望ましい

と考える．言語療法に際して機能訓練を過度に望むのではなく残存機能を効率よく利用し生活の質を保つという観点からも，本人や関係者に病態理解を促すことは必要なことだからである．病期の進行に伴って言語症状が変化するのがPPAなので，症状の変化に伴う生活の変化も捉えながら言語療法を実施することが必要である．本稿では，PPAに対する言語療法の例を紹介したが，具体的な訓練内容や支援内容，訓練技法については，各症例の個別性を考慮してそれぞれに見合った言語療法を実施することが求められる．主治医を含め関係者は，患者や家族の不安定な心理状態を受け入れつつ生きる意欲を持ち続けられるよう支援をすることが大切である．

文　献

1) Gorno-Tempini ML, et al：Classification of primary progressive aphasia and its variants. *Neurology*, **76**：1006-1014, 2011.
   Summary 原発性進行性失語の診断基準を示した論文．
2) Josephs KA, et al：Characterizing a neurodegenerative syndrome；primary progressive apraxia of speech. *Brain*, **135**：1522-1536, 2012.
3) Tetzloff KA, et al：Progressive agrammatic aphasia without apraxia of speech as a distinct syndrome. *Brain*, **142**：2466-2482, 2019.
4) 田辺敬貴ほか：語義失語と意味記憶障害．失語症研究，**12**：153-167，1992.
5) 橋本　衛ほか：Semantic dementia の言語障害の本質とは何か．高次脳機能研究，**35**(3)：304-311, 2015.
6) Gorno-Tempini ML, et al：Cognition and anatomy in three variants of primary progressive aphasia. *Ann Neurol*, **55**：335-346, 2004.
7) 松田　実：アルツハイマー型認知症の言語症状．老年精医誌，**25**(増刊-1)：43-53，2014.
8) Henry ML, et al：Treatment for apraxia of speech in nonfluent variant primary progressive aphasia. *Behav Neurol*, **26**：77-88, 2013.
9) 佐藤睦子ほか：進行性非流暢性失語に対する言語聴覚療法；発語失行，純粋語聾，失音楽で発症した一例．高次脳機能研究，**38**：204-210，2018.
10) 一美奈緒子ほか：意味性認知症における言語訓練の意義．高次脳機能研究，**32**：417-425，2012.
11) 小森規代ほか：Logopenic variant primary progressive aphasia と臨床診断された患者における言語訓練の効果；単一事例からの検討．高次脳機能研究，**41**：239-249，2021.
12) Pagnoni I, et al：Language training for oral and written naming impairment in primary progressive aphasia；a review. *Transl Neurodegener*, **10**(1)：24, 2021.
13) Volkmer A, et al：Speech and language therapy approaches to managing primary progressive aphasia. *Pract Neurol*, **20**(2)：154-161, 2020.

Monthly Book
MEDICAL REHABILITATION
No.293
好評
2023年10月増大号

リハビリテーション医療の現場で役立つくすりの知識

編集 倉田なおみ（昭和大学薬学部客員教授）

定価 4,400 円（本体 4,000 円＋税） B5 判 182 ページ

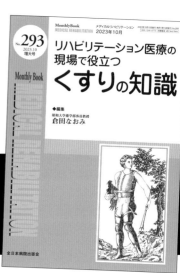

リハビリテーション医療の現場で見過ごせない
「くすり」の影響や作用機序、服薬の問題点と対応策など、
明日から役に立つ知識をエキスパートが詳細に解説！

contents

Ⅰ．薬は芸術品―薬の秘密―
- 内服薬編
- 外用薬編
- インスリン注射製剤のトリビア

Ⅱ．医療現場で気が付く服薬に関する問題点
1. 運動障害により生じる服薬の問題点と対応策
   - 内服薬
   - 外用薬・注射剤
2. 嚥下障害により生じる服薬の問題点と対応策
   - 嚥下機能低下による薬に関する問題点―医師の視点―
   - 口腔機能・嚥下機能低下による薬に関する問題点
     ―歯科医師の視点―
   - 嚥下機能低下による薬に関する問題点―薬剤師の視点―
   - 経管投与時の問題点と解決策
   - 摂食嚥下機能低下時の薬の投与方法
   - 薬を飲みやすくするための方法

**Ⅲ．リハビリテーション治療時に
考慮する服用薬の影響**
- リハビリテーション薬剤を推進する医師の立場から
- リハビリテーション実施時に考慮する服薬の影響
  ―PT としての経験―
- 身体症状が持続する老年期うつ病患者の 1 例
  ―薬物療法とリハビリテーション介入における回復過程―
- ST としての経験

Ⅳ．服用薬によるリハビリテーション治療への影響
- 鎮痛薬
- 抗凝固薬・抗血小板薬
- 骨粗しょう症治療薬
- 筋弛緩薬・ボツリヌス毒素―療法の歴史，基礎知識と未来―
- 向精神薬について
- 睡眠薬

Ⅴ．薬に起因する注意事項
- 転倒の誘因となる薬と転倒に至る処方カスケード
- 薬剤性パーキンソニズム
- 食欲や体重に影響する薬
- 注射剤の配合変化

**Ⅵ．回復期リハビリテーション病棟での
薬剤師業務の実態**
- 回復期リハビリテーション病棟における薬剤師業務の
  実際とその役割

 全日本病院出版会　〒113-0033　東京都文京区本郷 3-16-4　Tel:03-5689-5989
www.zenniti.com　Fax:03-5689-8030

特集／知っておきたい！失語症のリハビリテーション診療

脳卒中後の失語症に対する言語治療のエビデンス

藤田郁代*

Abstract 失語症からの回復を観察した研究は多く存在するが，言語回復と言語治療の関係を厳密に調べた研究は少なく，言語治療効果については永く論争が続いた．しかしこの十数年に状況は変化し，言語治療効果を実証したエビデンスレベルの高い研究が次々と発表されるようになった．また言語治療のアウトカムに関係する要因について言語行動面だけでなく神経学的側面からも検討されるようになり，年齢，失語症重症度，病巣部位，脳賦活の変化，発症後時間，言語治療のタイプ・実施形態との関係が以前よりはっきりしてきた．言語治療のスコープは言語機能，コミュニケーションに関連する活動や参加などと幅広いが，現在までの研究が主に焦点を当ててきたのは言語機能の回復と言語治療効果の関係であり，このほかの側面に関する研究はまだ少ない．本稿では最近の研究が明らかにした言語治療のエビデンスをまとめ，これを基に失語症の言語治療のあり方について考察する．

Key words 失語症(aphasia)，言語治療(speech-language therapy)，治療効果(therapeutic efficacy)，エビデンス(evidence)

はじめに

失語症に対する言語治療が本格的に実施されるようになったのは第2次大戦後であり，当初はその主な目的は言語機能の回復であった．しかしその後スコープが拡がり，現在は言語機能，実用的コミュニケーション，参加や心理面の問題などに多様な介入が行われている．失語症の回復についてはその経過を観察した研究が多く存在するが，言語回復と言語治療効果の関係を厳密な方法で調べた研究は少ない．このため言語治療効果については永く論争が続き，2000年のコクランのシステマティックレビューにおいても明確な結論が出されていない．しかしこの十数年に状況は変化し，言語治療の効果を実証するエビデンスレベルの高い研究が次々と発表されるようになった．失語症言語治療の効果について最近まで論争が続いたこ

とには，これを検討した研究デザインが関係している．言語治療効果を調べた以前の研究は症例研究や対照群のない群研究が大部分であったが，最近は RCT(randomized control trial)やシステマティックレビューのようなエビデンスレベルの高い研究が海外を中心として増加している．また以前の研究は主として言語行動の変化を調べていたが，最近は神経学的側面からも検討され，興味深い知見が発表されている．このような状況変化の背景にはエビデンスに基づく医療／言語治療の浸透があると考えられる．

失語症の言語治療は言語行動へのアプローチ(呼称訓練，コミュニケーション訓練など)と神経生理学的プローチ(非侵襲性脳刺激法，薬物療法など)に分けられる．このうち非侵襲性脳刺激法はほかの稿で取り上げられるので，本稿では言語行動へのアプローチに焦点を絞り，最近のRCT

---

* Ikuyo FUJITA，〒 107-0052 東京都港区赤坂 4-1-26　国際医療福祉大学大学院医療福祉学研究科言語聴覚分野，教授

表 1. 失語症言語治療のアウトカムに関係する要因：患者要因

要　因	アウトカム
年　齢	• 若年者は高齢者より言語回復が良好である（Kristinsson, et al, 2022, RELEASE, 2021, Nakagawa, et al, 2019） • 65 歳以上の者も言語治療により言語は回復する（Babian, et al, 2020） • 年齢は集中的言語訓練のアウトカムに関係しない（Persad, et al, 2013）
発症からの 時間	• 発症初期の回復は慢性期の回復より大きい（種村ほか，2012，RELEASE, 2022） • 発症後 1 年以上経過すると，言語治療を開始する時期が効果に関係しない（Moss & Nicholas, 2006）
失語症の 重症度	• 軽度の者は重度の者より回復が良好である（Kristinsson, et al, 2022, Poirier, et al, 2021）
病巣部位	• 慢性期の呼称回復に左中側頭回後部・側頭-後頭接合部の損傷はネガティブに影響する（Fridriksson, et al, 2010） • 慢性期の呼称回復に左側頭葉の保存はポジティブに影響する（Bonilha, et al, 2016） • Broca 野損傷が呼称訓練の効果に影響を及ぼす（Marcotte, et al, 2012）
脳賦活の 変化	• 言語治療を通して脳の賦活パタンは変化する（Crosson, et al, 2009, Fridriksson, et al, 2012, Menke, et al, 2009） • 喚語訓練後に脳賦活が増強する 　左頭頂葉・前運動野（Fridriksson, et al, 2012） 　両側下前頭回・右中前頭回（Johnson, et al, 2019） 　両側下前頭回，右中前頭回（Kiran, et al, 2019） • 右半球の賦活が増強するが，両側前頭葉の賦活は低下する（Crosson, et al, 2008）

やシステマティックレビューなどが明らかにした失語症言語治療のエビデンスをみていく．最後にこれらのエビデンスを基に失語症の言語治療の在り方について考察する．

失語症言語治療のエビデンス

1．言語治療と言語の回復

最近の RCT やシステマティックレビューは言語治療が失語症者の言語機能や実用的コミュニケーションの回復に効果があることを実証している[1]~[3]．Brady ら[1]は 39 件の RCT を対象としてシステマティックレビューを実施し，言語治療が実用的コミュニケーション，読み書き，言語表出の回復に効果があることを示している．また，Breitenstein ら[2]は慢性期（発症後 6 か月以上）の失語症者を対象とした RCT において言語訓練を実施した群は実施しなかった群より言語表出が有意によく回復したと述べている．我が国では三村ら[3]が現在までの言語治療研究をレビューし，RCT は存在しないが比較的よく記述された研究において高いレベルの言語治療効果が確認されたと述べている．

失語症言語治療の効果を実証した研究の大部分は慢性期の患者を対象としており，急性期の患者を対象とした研究は少ない．これは，急性期は言語の自然回復が見られるため言語治療効果と自然回復の分離が難しいことによる．急性期の言語治療については効果を認める研究と認めない研究が存在し，言語の自然回復を因子に取り入れたさらなる研究が必要である．

2．失語症言語治療のアウトカムに関係する要因

本節では，言語治療の効果を患者要因（**表 1**）と治療的要因（**表 2**）から見ていく．

1）患者要因

a）年　齢

言語治療による言語の回復は若年者が高齢者より良好とされる[4]~[6]．失語症の言語治療効果に関する国際研究プロジェクト RELEASE[5]は 55 歳以下の者はそれ以上の者より言語治療のアウトカムが大きいとしている．なお高齢者においても言語治療の効果は明確に認められ，年齢が集中的言語治療の効果に関係しないことを示す研究が存在する．

生活歴については，年齢のほか，性別，利き手，教育歴，知能などとの関係が検討されているが，

表 2. 失語症言語治療のアウトカムに関係する要因：治療的要因

要　因	アウトカム
言語治療の タイプ	● **CI 言語療法とほかの訓練法の比較** **慢性期** 　● CI 言語療法は伝統的言語訓練より言語回復を促進する（Pulvermüller, et al, 2001） 　● CI 言語療法とマルチモダリティ訓練との間に効果の差はない（Pierce, et al, 2019） 　● CI 言語療法は中等度の者，マルチモダリティ訓練は重度の者に有効である（Rose, et al, 2021） **急性期・亜急性期** 　CI 言語療法と伝統的訓練の間に言語回復の差を認めない（Woldag, et al, 2017） ● **MIT（Melodic Intonation Therapy）** 　MIT は非流暢性失語の実用的コミュニケーション・復唱の回復を促進する（Martinez, et al, 2021） ● **認知言語訓練（Cognitive-Linguistic Therapy）** 　認知言語訓練はコミュニケーション訓練より言語の回復を促進する（Hagelstein, et al, 2011） ● **構文訓練（マッピング訓練，動詞―項訓練など）** 　障害特性に応じたマッピング訓練，動詞―項構造訓練，文構造訓練などは文産生の回復を促進する 　（Poirier, et al, 2021） ● **グループ訓練** 　● 慢性期の会話グループ訓練は言語の伝達効率を改善する（Hoover, et al, 2021） 　● 地域・外来のグループ訓練は言語の回復を促進する（Lanyon, et al, 2013）
言語治療の 実施形態	● **インテンシティ（時間数／週）** 　● 週 2 時間の言語治療により言語・コミュニケーションは最大の回復を示す（RELEASE, 2022） 　● 短期集中訓練（8.8h/w, 11.2w）は長期訓練（2h/w, 22.9w）より言語を回復させる（Bhogal, et al, 　　2003） 　● 慢性期（発症後 1 年以上）においては，高集中（毎日 4 時間）と中集中（毎日 2 時間）の間に効果の差を認め 　　ない（Stahl, et al, 2018） ● **頻度（日数／週）** 　● 週 5 日の治療により言語と実用的コミュニケーションは最大の回復を示す（RELEASE, 2022） 　● 発症後 1 年以内は月 8 回以上の言語治療が効果的であるが，1 年を超えると頻度による差がない（種村 　　ほか，2012） ● **総時間** 　● 言語全般・聴覚的理解は 20〜50 時間，実用的コミュニケーションは 14〜20 時間の言語治療で最大の回 　　復を示す（RELEASE, 2022） ● **実施期間** 　● 言語全般と聴覚的理解は 10〜20 週，実用的コミュニケーションは 4 週以上の言語治療で最大の回復を 　　示す（RELEASE, 2022）

言語治療効果との関係ははっきりしていない．

b）発症からの時間

　失語症の回復は発症初期から数年にわたり続くが，発症初期は慢性期より言語回復が大きいとされる[7)8)]．脳卒中を発病すると数日〜数週間のうちに脳浮腫の消退，壊死組織の吸収，血管新生や側副循環の発達などが起こり，その後，ディアスキーシス（diaschisis）も回復し，この時期は言語の自然回復が最も大きい．言語治療は身体状態が安定すると急性期から開始し，障害の各側面の評価に続いて最初に介入するのはコミュニケーション手段の獲得，コミュニケーション環境の整備，心理的問題などである．

　慢性期の言語治療については，その効果が実証されている．留意すべきは発症後 1 年以上経過すると言語治療をいつ開始するかが訓練効果に影響

しないとする研究があることである.

c）失語症の重症度

失語症発症時の重症度は言語治療の効果に関係し，軽度の者は重度の者より回復が良好とされる[4)9)]．しかし治療的アプローチは重症度により異なることから単純な比較はできない．実際に喚語困難について，軽度の者には意味訓練，重度の者には音韻訓練が有効とする研究が存在する.

d）病巣の大きさと部位

病巣の大きさは病巣部位とも関係し，大きさのみを取り上げて言語治療効果との関係を検討した研究は少なく，大部分の研究は病巣部位との関係を調べている．病巣部位が言語回復に影響することは多くの研究が示しており，このような研究の大部分は呼称訓練との関係を調べている．呼称訓練については，左側頭-頭頂葉下部や左下前頭回の保存が訓練効果にポジティブに影響することが示されている．このような研究から呼称，構文，読み書きといった各種言語行動にはその回復にとって重要な働きをする脳部位が存在すると考えられる.

e）脳賦活の変化

「言語治療は脳の言語ネットワークの再編成にどのように影響するか」という問題はエビデンス研究の重要テーマである．最近，fMRIを使用して脳賦活を調べ，言語治療後に脳賦活パタンが変化することが示されている．このような研究の多くは喚語訓練を対象としており，喚語訓練後にFridriksson ら[10)]は左頭頂葉／前運動野の賦活増強，Kiran ら[11)]は両側下前頭回・右中前頭回の賦活増強を認めている．また喚語訓練後に特定部位の賦活減少を認めた研究も存在し，これは訓練後に言語の処理効率が改善したことを示すものと考えられる．このように言語治療は言語の神経ネットワークの再編成に影響を及ぼすことが示されており，最近は脳の機能的・構造的結合からの研究も実施されている.

2）治療的要因
a）言語治療のタイプ

あらゆる失語症者にとって万能の言語治療法は存在せず，臨床では各患者の障害特性を考慮して最善と考えられる治療法を選択することになる．よって言語治療のタイプによる差を明らかにすることは非常に重要であるがRCTなどの研究はまだ少なく，現状では単一事例研究や少人数の群研究が多くを占める．本節では数は少ないが，RCTやシステマティックレビューによって言語治療効果を調べた研究を見ていく.

RCTやシステマティックレビューが最も多いのはCI言語療法(constraint-induced language therapy)とほかの訓練法との比較である．CI言語療法については，慢性期患者を対象とした初期の研究は伝統的訓練より言語機能や実用的コミュニケーションの回復に効果があるとしている[12)]．しかし最近の慢性期患者を対象とした研究の多くはCI言語療法とマルチモダリティー訓練との間に効果の差を認めていない[13)]．また訓練法の効果は失語症重症度と関連し，中等度の者にはCI言語療法，重度の者にはマルチモダリティー訓練が有効とする研究が存在する．急性期・亜急性期の患者を対象としたCI言語療法の効果はまだはっきりしていない.

MIT(Melodic Intonation Therapy)については，Martinez ら[14)]がRCTを対象としてシステマティックレビューを実施し，MITは非流暢性失語の実用的コミュニケーション・復唱の回復に効果があるとしている．認知言語訓練(Cognitive-Linguistic Therapy)については，コミュニケーション訓練より言語機能の回復に効果があることが示されている[15)]．構文訓練については，Poirier ら[9)]がシステマティックレビューを実施し，各患者の障害特性に応じて選択されたマッピング訓練，動詞—項訓練，文構造訓練などはいずれも文産生の回復を促進すると述べている．慢性期はグループ訓練がよく実施されるが，グループによる会話訓練が言語による意味伝達力を高めることや，地

域・外来におけるグループ訓練が言語回復に効果があることが示されている.

b）言語治療の実施形態

言語治療をどのようなインテンシティ（時間数／週），頻度（日数／週），総時間や期間で実施すると最大の効果が得られるかという問題について，最近，RELEASE[8]は大規模なシステマティックレビューを発表している.

インテンシティについて，RELEASE[8]は週2時間の言語治療により言語・コミュニケーションは最大の回復を示すとしている.またBhogalら[16]は短期集中訓練（週8.8時間，11.2週）は長期訓練（週1～2時間，22.9週）より言語の回復に効果があると述べている.この2つのレビューは発症からの時間に言及していないが，急性期（発症2週間以内）の言語治療についてはインテンシティによる差を認める研究と認めない研究が存在する.慢性期（発症1年以上）については，インテンシティによる差が小さくなるとされる.

頻度について，RELEASE[8]は週5日の言語治療により言語・実用的コミュニケーションが最大の回復を示すとしている.また種村ら[7]は発症後1年以内には月8回以上の言語治療が効果的であるが，1年以上になると頻度による差が見られなくなると述べている.総時間については，RELEASE[8]が言語全般および聴覚的理解は20～50時間の言語治療，実用的コミュニケーションは14～20時間の言語治療により最大の回復が見られるとしている.治療期間については，RELEASE[8]が言語全般と聴覚的理解は10～20週以上，実用的コミュニケーションは4週以上の言語治療により最大の回復が得られると述べている.

失語症の言語治療に向けて

最近の研究は失語症言語治療の効果を厳密な方法で実証しているが，大部分の研究が焦点を当てているのは言語機能の回復であり，コミュニケーションに関連する活動，参加や心理面への専門的介入の効果を調べた研究はまだ少ない.このような現状を踏まえ，現在までの研究が明らかにしたエビデンスを基に失語症の言語治療の在り方について考えてみる.

言語治療の効果には年齢，失語症重症度，病巣部位が関係することが示唆されている.しかし言語治療はそれを希望するすべての失語症者に提供することを原則とする.重度の者や高齢者であっても言語機能の回復は認められ，また言語機能の回復が小さくても活動や参加などへの介入は日常生活におけるコミュニケーションを改善し QOL 向上につながる可能性が高い.失語症が完全回復することは少なく，大部分の者は失語症を持ちながら生活することになる.失語症と共に自分らしい人生を前向きに生きることへの言語・コミュニケーションからの介入は言語治療の重要な側面である.

発症からの時間については，急性期の言語回復と言語治療との関係はまだ十分に解明されていない.しかし言語治療は身体状態が安定するとできるだけ早期から開始し，障害像の把握に続いてコミュニケーション手段の獲得や環境整備，心理面の問題などに取り組むことになる.また病態に応じて過負荷にならない程度の適切な言語刺激を与えることも重要である.慢性期の言語治療効果は実証されており，発症から数年経過しても言語治療は言語回復を促進する可能性があることに留意する.

失語症者の症状，病巣や背景要因は多様であり，言語治療においては個人レベルで何をターゲットとし，どのようにアプローチするかを判断することになる.最近の研究は言語治療が脳の機能再編成に影響を及ぼし，各種言語行動にとって回復に重要な脳部位が存在することを示唆している.これから，言語治療においては優先的に介入すべき問題を特定し，障害特性や病巣部位を考慮して最善の治療法を選択することが重要と考えられる.治療のタイプについてはRCTなどの研究はまだ少ないが，各種の治療法が一定の効果を示している.現時点では特定の治療法を選択する場

合その論拠を明確にし，治療過程においてその効果を客観的に示すことが必要である．

　言語治療を実施する形態については，インテンシティ，頻度，総時間，期間が効果に関係することが示されており，一般には短期集中訓練が効果的とされる．しかし，慢性期には頻度による差が減少することも考慮する．現実には，言語治療を提供する形態は現行制度の枠内で決めることになり，数年にわたる失語症の回復を支えるシステムのさらなる拡充が求められる．

文　献

1) Brady MC, et al：Speech and language therapy for aphasia following stroke. *Cochrane Database Syst Rev*, **6**, 2016.
　Summary　39件のRCTを対象として失語症の言語治療効果を実証したコクランのシステマティックレビューである．

2) Breitenstein C, et al：Intensive speech and language therapy in patients with chronic aphasia after stroke：a randomized, open-label, blinded-endpoint, controlled trial in a health-care setting. *Lancet*, **389**：1528-1538, 2017.

3) 三村　將ほか：我が国における失語症言語治療の効果　メタアナリシス．高次脳機能研究，**30**(1)：42-52，2010.
　Summary　本邦における失語症言語治療効果についてメタアナリシスを実施した貴重な論文である．

4) Kristinsson S, et al：Predictors of therapy response in chronic aphasia：building a foundation for personalized aphasia therapy. *J Stroke*, **24**(2)：189-206, 2022.

5) The RELEASE Collaborators：Predictors of post-stroke aphasia recovery：a systematic review-informed individual participant data (IPD)meta-analysis. *Stroke*, **52**：1778-1787, 2021.
　Summary　失語症の言語治療効果に関する国際研

究プロジェクトであり，言語治療の実施形態との関係について重要な知見を発表している．

6) Nakagawa Y, et al：Prognostic factors for long-term improvement from stroke-related aphasia with adequate linguistic rehabilitation. *Neurol Sci*, **40**(10)：2141-2146, 2019.

7) 種村　純ほか：失語症言語治療に関する後方視的研究―標準失語症検査得点の改善とその要因．高次脳機能研究，**32**(3)：497-513，2012.

8) The RELEASE Collaborators：Dosage, intensity, and frequency of language therapy for aphasia：a systematic review-based, individual participant data network meta-analysis. *Stroke*, **53**：956-967, 2022.

9) Poirier S, et al：The efficacy of treatments for sentence production deficits in aphasia：a systematic review. *Aphasiology*, **11**：122-142, 2021.

10) Fridriksson J, et al：Left hemisphere plasticity and aphasia recovery. *Neuroimage*, **60**(2)：854-856, 2012.

11) Kiran J, et al：Neuroplasticity of language networks in aphasia：advances, updates, and future challenges. *Front Neurol*, **10**：295, 2019.

12) Pulvermüller F, et al：Constraint-induced therapy of chronic aphasia after stroke. *Stroke*, **32**：1621-1626, 2001.

13) Pierce JE, et al：Constraint and multimodal approaches to therapy for chronic aphasia：a systematic review and meta-analysis. *Neuropsychol Rehabil*, **29**(7)：1005-1041, 2019.

14) Martinez AH, et al：Melodic Intonation Therapy for Post-stroke Non-fluent Aphasia：Systematic Review and Meta-Analysis. *Front Neurol*, **12**：700115, 2021.

15) Hagelstein M, et al：Efficacy of early cognitive-linguistic treatment and communicative treatment in aphasia after stroke：a randomised controlled trial(RATS-2). *J Neurol Neurosurg Psychiatry*, **82**(4)：399-404, 2011.

16) Bhogal SK, et al：Intensity of aphasia therapy, impact on recovery. *Stroke*, **34**：987-993, 2003.

Monthly Book
MEDICAL REHABILITATION

リハビリテーション診療に必要な動作解析

No.289 2023年7月 増刊号

編集企画
総合東京病院リハビリテーション科センター長
宮野佐年

好評

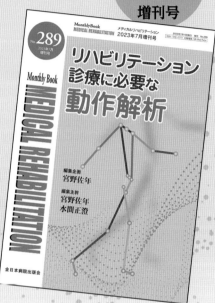

リハビリテーション診療の現場で必要な四肢体幹の機能解剖や日常生活動作の動作解析を、頚部から足の先まで、各分野のエキスパートが臨床的な観点から網羅して解説。明日のリハビリテーション診療に必ず役立つ完全保存版です！

B5判　206頁
定価 5,500円
(本体 5,000円＋税)

CONTENTS

- 動態解析とリハビリテーション
- 歩行分析法
- 正常歩行の観察
- 歩行と代償動作
- 理学療法と動作解析
- 作業療法と動作分析
- 短下肢装具と歩行解析
- 頚椎の機能解剖
- 頚部痛と手のしびれのリハビリテーション診療
- 腰椎の機能解剖
- 腰椎の障がいとリハビリテーション診療
- 肩関節の機能解剖
- 肩の障害とリハビリテーション診療
- 肘関節の機能解剖
- 肘の障害とリハビリテーション診療
- 手・手指の機能解剖
  ―リハビリテーションに必要な手・手指の機能解剖について―
- 手・手指の障害とリハビリテーション診療
- 股関節の機能解剖と動作解析
- 変形性股関節症のリハビリテーション診療
  ―保存療法とリハビリテーション治療―
- 大腿骨近位部骨折のリハビリテーション療法
- 膝関節の機能解剖
- 前十字靱帯損傷のリハビリテーション診療
- 変形性膝関節症のリハビリテーション診療
- リハビリテーション診療に必要な足関節の機能解剖
- 足関節障害の診断とリハビリテーション

全日本病院出版会

〒113-0033 東京都文京区本郷 3-16-4　Tel:03-5689-5989
www.zenniti.com　　　　　　　　　　　　Fax:03-5689-8030

特集／知っておきたい！失語症のリハビリテーション診療

失語症とニューロモジュレーション

櫻井義大[*1]　安保雅博[*2]

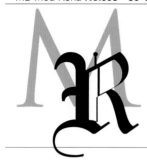

Abstract　失語症のリハビリテーション治療において，Neuromodulation が注目されている．非侵襲的脳刺激療法（NIBS；non-invasive brain stimulation）はリハビリテーション治療の効果を促進する．NIBS の中でも反復性経頭蓋磁気刺激（rTMS；repetitive transcranial magnetic stimulation）が代表的である．rTMS 治療により脳の Neuromodulation を施行し，その後集中的な言語聴覚療法（ST；speech-language-hearing therapy）を行う．近年，慢性期の非流暢性失語に対する右前頭葉下前頭回（IFG；inferior frontal gyrus）への低頻度刺激が推奨されるようになった．当講座では，臨床所見（失語症のタイプ）に加え，言語課題（復唱課題）を用いた機能的磁気共鳴画像（fMRI；functional magnetic resonance imaging）を撮像し，総合的に判断し rTMS 適用部位を決定している．2024 年現在，失語症の rTMS 治療の適用部位は左右大脳半球の IFG に加え，角回（angular gyrus）も標的とし，刺激頻度は低頻度刺激でなく高頻度刺激も行っている．

Key words　失語症（aphasia），非侵襲的脳刺激法（NIBS；non-invasive brain stimulation），反復性経頭蓋磁気刺激（rTMS；repetitive transcranial magnetic stimulation），リハビリテーション（rehabilitation），ニューロモジュレーション（Neuromodulation）

はじめに

失語症は，脳卒中後の機能障害で一般的な臨床症状の1つである．脳卒中患者の約21～40％に失語症が後遺し，QOL やリハビリテーション治療の成績を悪化させる[1]．昨今では，電気生理学に基づく Neuromodulation に則ったリハビリテーション治療が，臨床や研究に応用されている．ニューロリハビリテーションの領域において，非侵襲的脳刺激療法（NIBS；non-invasive brain stimulation）は，中枢神経の可塑性，学習の向上，皮質興奮性の増加などを介して，リハビリテーション治療の効果を向上させる．本稿では，失語症に対する NIBS について，特に反復性経頭蓋磁気刺激（rTMS；repetitive transcranial magnetic stimulation）に関して，自験例を交えて解説する．

非侵襲的脳刺激療法

非侵襲的脳刺激療法として代表的なものが rTMS や経頭蓋直流電気刺激（tDCS；transcranial direct current stimulation），経頭蓋交流電気刺激（tACS；transcranial alternating current stimulation）であり，脳血管障害含む神経疾患への治療法として有力視されている．

もともと，経頭蓋磁気刺激（TMS；transcranial magnetic stimulation）は，経頭蓋磁気刺激装置と

[*1] Yoshihiro SAKURAI，〒 105-8471　東京都港区西新橋 3-19-18　東京慈恵会医科大学リハビリテーション医学講座
[*2] Masahiro ABO，同，教授

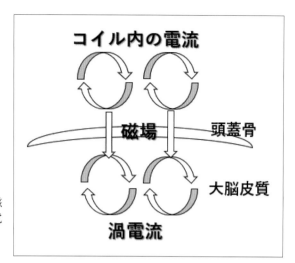

図 1.
TMS の電流と磁場
TMS により, コイル内の電流と垂直な方向に磁場が生じる. 次に, 磁場により大脳皮質内に渦電流が生じる.

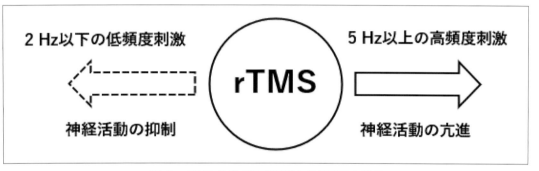

図 2. rTMS 治療の刺激頻度と神経活動の関係
rTMS 治療は低頻度刺激では神経活動を抑制し, 高頻度刺激では神経活動を亢進させる.

刺激用コイルを用いて, ファラデーの電磁誘導の法則に基づいて脳を刺激する手法である. 当初, TMS は, 末梢の筋肉における運動誘発電位の測定を目的とする生理学的検査に用いられていた[2]. TMS はコイル内に電流が流れると, コイル平面に対して垂直に磁場が生じ, 大脳皮質に達する. 大脳皮質に到達した磁場は, 磁場に対して垂直方向に, すなわちコイル平面と平行な方向に渦電流を生じさせる. この渦電流が大脳皮質の介在ニューロンに作用する(図1). その後, rTMS として連続的に TMS を適用し刺激を行うと, 局所大脳皮質の機能変化や興奮性の変化を引き起こすことがわかった[3]. rTMS は検査のみならず治療的に用いられるようになったのである. rTMS 治療は, その刺激頻度により, 治療効果が変化する. すなわち, 5 Hz 以上, 例えば 10 Hz の高頻度刺激では脳活動を促進させ, 0.5～2 Hz, たとえば 1 Hz の低頻度刺激では脳活動を抑制する(図2). 機序として, 神経細胞自体の活性化のほか, 神経伝達物質の制御を介した脳内回路の再構築が確認されている.

磁気刺激の装置のコイルの形状は, 広範囲刺激の円形コイルと局所刺激の可能な 8 の字コイルが代表的であるが, さらなる広範囲刺激や深部刺激が可能なコイルも開発され, 疾患や病態に応じて使い分けもされつつある. また, 長時間の治療中にコイルが過熱しないように, 冷却装置も付属している.

一方で, tDCS は, 頭皮上に電極を置き, 1～2 mA の弱い直流電流を流すことで頭蓋内を刺激するものである. 直流電流は神経内外の膜電位を変化させ, 神経細胞の興奮性に影響を与える. 刺激

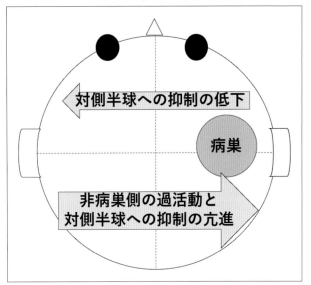

図 3. 障害による半球間抑制の破綻
脳卒中などにより一側の大脳半球が障害させると，非病側の大脳半球は過活動となり，病側の大脳半球は抑制される．

電極には陽極と陰極があり，陽極刺激は皮質興奮性を高め，陰極刺激は皮質興奮性を抑制する．rTMSと比較すると，電流が深部まで届かない．脳表の浅い皮質の神経細胞を，びまん性の脳刺激で，刺激強度はマイルドに刺激するという違いがある．ただし，tDCSの機器は小型で簡便に使用できるため汎用性は高い[4]．

最近では，tACSが脳の活動の指向性を修飾する技術として研究が進んでいる．正常な脳波活動は運動，学習，記憶などの課題に応じて周波数が変化する．ある周波数のtACSを加えると，内在性の脳波リズムが影響され，tACSの周波数の脳波活動が優位になる．誘掖，すなわち脳波の活動周波数帯がtACSによる外来の交流周波数で上書きできる．これを逆手にとり，課題に応じた周波数のtACSを加え，課題遂行に有利な脳活動状態を人為的に再現すると，リハビリテーション治療の効果の促進が期待できる[5]．

失語症に対するrTMS治療のこれまで

元来，両側の大脳半球は，正常では脳梁を介して互いに抑制，拮抗して均衡した状態にある．一側の大脳半球に障害が生じると対側半球への抑制がとれて（脱抑制），対側半球は過活動になる．すなわち，両側大脳半球の均衡が崩れる（図3）．失語症患者においても，左前頭葉障害による失語症において右前頭葉が過活動となる報告があり，これは左大脳への過剰な半球間抑制を生む不適（maladaptive）な反応であるとされていた[6][7]．この半球間抑制に注目して，2004年に初めて脳卒中失語症患者に対する治療的介入としてrTMSを用いた報告がされた[8]．過活動になっている右前頭葉を低頻度rTMS治療により抑制し，左大脳にかかる過剰な半球間抑制を減弱させ，機能の代償を担う左前頭葉を抑制から解放して賦活することを考えたのである．この前頭葉下前頭回（IFG；inferior frontal gyrus）に対する低頻度rTMS治療の成績は良好で，その有効性が認められた[9]．

国際的には，2014年に引き続き2020年に欧州からrTMSのガイドラインが示された[10][11]．この中で，"Post-stroke aphasia：Probable efficacy of LF-rTMS of right IFG in nonfluent aphasia recovery at the chronic stage（Level B）."と記載がある．失語症に対するrTMS治療は，圏外からLevel Bの推奨に変更となったのである．ただ，これも慢性期の非流暢性失語に対する右IFGへの低頻度刺激のみであることに留意しなければならない．そしてここで問題なのは，これらの左前頭葉障害による失語症患者に対する右前頭葉への低頻度rTMS治療は，言語機能の代償は主に左大脳が担っているとの考えが前提であることである．つまり，左大脳損傷後に見られる右大脳の過活動は，必ずしもmaladaptiveでなく，患者によっては言語機能代償の新たな賦活とも解釈することができる．この考えは後述する我々の治療コンセプトに通ずるものである．

なお，本邦の動向として，2008年当時はrTMSの刺激回数の上限が1週間に5,000発以内が望ましいとされており，刺激量が不十分であった．2012年になってようやく週に15,000発以内の施行が望ましいとされ[12]，量を確保できるように

表 1. 失語症に対する rTMS 治療の適応基準（2024 年現在）

rTMS 治療は有効な失語症の治療法ではあるが，現時点ではすべての脳卒中患者に効果がみられるわけではない．適応基準を満たす患者に治療を行うが，最終的な施行の可否はリハビリテーション科医師が判断する．

---

(1) 年齢が 16 歳以上である．

(2) 認知症や重篤な精神疾患ではない．

(3) 透析をしていない．

(4) 頭蓋内に金属（クリップなど）が入っていない．心臓ペースメーカーが入っていない．（MRI が施行できるクリップは手術を施行した主治医の許可があれば検討する．）

(5) 少なくとも一年間は痙攣の既往がない．（抗痙攣薬は服用していても良いが，脳波検査で痙攣を誘発するような異常がないことが条件である．）

(6) 全身状態が良好である．（発熱，栄養障害，重度心疾患，体力低下などがない．）

(7) 日常生活が自立している．（自ら移動できるなど生活上では介助が不要である．）

(8) 脳機能障害を原因とする失語症を呈している．

失語症の状況
単語の復唱課題ができること．意味理解の障害が軽度ないし中等度であること．

なったばかりである．脳卒中治療ガイドライン2021 では，"反復性経頭蓋磁気刺激（rTMS）や経頭蓋直流電気刺激（tDCS）を行うことを考慮しても良い（推奨度 C エビデンスレベル低）"と記載[13]され，2023 年の改訂で，"健側大脳への低頻度反復性経頭蓋磁気刺激（rTMS）を行うことは妥当である（推奨度 B エビデンスレベル高）"と追加された．その一方，解説で，"高頻度 rTMS が言語機能を改善しない"と述べられている[14]のは重大な懸念事項であり，今後改訂をすべきである．というのも，引用文献のメタアナリシスにおいて，根拠となる研究は，機能的磁気共鳴画像（fMRI；functional magnetic resonance imaging）による言語機能回復部位を同定した rTMS 治療を行ったものではないからである．

このように，失語症に対する rTMS 治療は徐々に普及してきたものの，いまだ本邦のみならず国際的にも進んでいるとは言い難く，今後さらなる発展の余地がある．

自験例を交えて

我々東京慈恵会医科大学リハビリテーション医学講座では，失語症患者に対する豊富な治療経験から，脳卒中後失語症は回復が長期にわたって持続することが多いという印象を持つ．つまり，脳卒中後失語症の場合，発症後時間が経過する症例であっても，適切な訓練と治療により言語機能が回復すると考えている．この考えが慢性期にある脳卒中後失語症患者でも積極的な治療を行う根幹である．当講座では，脳の可塑性を高め機能的再構築を促す治療として，rTMS にいち早く着目し研究・治療を行っており，大学の倫理委員会承認後，2008 年から脳卒中後失語症に対する rTMS 治療を入院で実施している．治療希望で当科外来を受診した患者のうち，適応基準を満たした患者を対象としている（**表 1**）．

rTMS の適応部位は，言語課題を用いた fMRIを撮像後，その結果や臨床所見に基づいてリハビリテーション科医師が決定する．fMRI の検査は言語課題施行時と安静時の 2 つのセッションから構成され，患者は撮像中に言語課題を行い，課題施行時と安静時の画像の差分を統計処理する．言語課題により局所血流の増加が確認された部位を優位な賦活部位と解釈するのである．fMRI の例

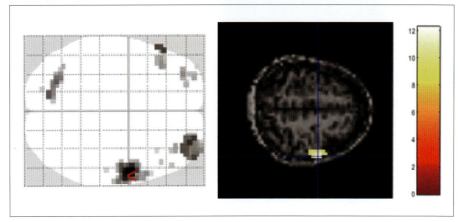

図 4. fMRI の例
言語課題(復唱課題)による賦活部位が示されている画像

表 2. 失語症に対する rTMS 治療の 2 週間の入院治療スケジュールの例
月曜日に入院し，2 週間治療を行い，土曜日に退院する場合の例

	月	火〜土	日	月〜金	土
AM	入院	rTMS	自主訓練	rTMS	rTMS
		個別 ST		個別 ST	個別 ST
		自主訓練		自主訓練	治療後評価
PM	治療前評価	個別 ST	自主訓練	個別 ST	退院
	rTMS	自主訓練		自主訓練	
	個別 ST				

を図 4 に示す．一番重要な言語課題は，復唱課題を行う．その課題の難易度は多く正しく復唱できるように患者ごとに設定する．ある程度理解の保たれた失語症患者であれば，発話機能の改善が肝要であり，それに伴いほかの様々な言語機能が改善していくのは臨床上よく観察される．また，コミュニケーションは高次脳機能の中でも難易度は高く，容易に外的因子により影響されるが，復唱だと比較的外的因子に左右されないと考えられる．そして，実際には復唱課題で判断するため，音声に出して復唱をしてもらっている．頭や口を動かさないよう復唱するよう指導し，実際に患者が理解して実践しているか否かは撮像中に確認が可能である．なお，入院での失語症に対する rTMS 治療は 2 週間で，rTMS 治療と集中的な言語聴覚療法(ST：speech-language-hearing therapy)を併用し連日で施行する．入院治療スケジュールの例を表 2 に示す．

　当初，失語症に対する rTMS 治療は，左前頭葉病変における脳卒中後失語症(運動性失語症)を対象とし，刺激頻度を 1 Hz の低頻度，刺激部位を右 IFG とした．次いで，右 IFG のみならず左 IFG も刺激部位とすることとした．ここで特筆すべきは，我々は fMRI で最も賦活の強かった部位を含む大脳の対側大脳の前頭葉 IFG を刺激部位とした点である．言語課題による fMRI で賦活を示した部位を言語機能の代償部位と考え，その反対側の大脳に低頻度 rTMS を適用し，賦活部位にかかる半球間抑制を減弱させることで，言語機能の代償を促そうとする治療的アプローチを考案したので

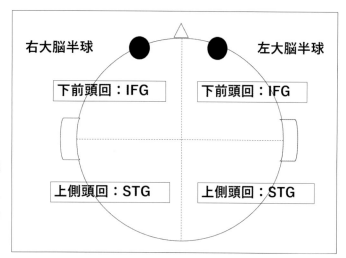

図 5.
失語症に対する rTMS 治療の適用部位
文献 17 において，失語症の rTMS 治療は，左右大脳半球，下前頭回(IFG)と上側頭回(STG)のいずれかから刺激部位を選択していた．なお，2024 年現在では，上側頭回(STG)ではなく角回を刺激部位として選択している．

ある[15]．

その後，治療対象を感覚性失語症にも拡大した．さらに，脳機能画像所見や失語症のタイプ（臨床所見）を含め，医師が総合的に判断して rTMS 適用部位を選択することとした．特に，左側頭葉であれば Wernicke 野に相当する上側頭回(STG; superior temporal gyrus)も，刺激部位として選択することとした．この治療方針では，失語症が流暢性・非流暢性いずれにおいても良好な言語機能の改善を認めた．非流暢性失語症患者は，聴覚理解，読解の復唱の改善を認め，流暢性失語症患者は自発的な発話で改善を認めた．加えて，失語症の rTMS 治療において，言語能力の改善にあたって右大脳半球が優位となる症例が存在することも裏付けた[16]．

また，最近では低頻度 rTMS のみならず高頻度 rTMS を用いた方法も行っている．すなわち，fMRI で言語機能代償部位を診断した後，そこに高頻度 rTMS を適用して直接的に機能代償部位の神経活動性を促進する手法である．2017～2019 年までに失語症の高頻度 rTMS 治療を行った患者 20 名を検討した．左右 IFG，STG から適用部位を選択していた（図 5）．失語症の流暢・非流暢，rTMS 治療を左右大脳半球どちらに適用するかによらず，特に呼称や復唱を中心に言語機能の改善を認めた[17]．

実臨床にあたって

実臨床にあたって，rTMS 治療の内容は刺激部位により異なるので，刺激部位の選定が重要である．失語症に限らず，脳卒中後遺症に対する rTMS 治療においては，障害された機能を代償する部位の神経活動性を賦活しなければならない．失語症の回復過程において，障害された左大脳半球の病巣周囲のみが言語機能回復を担うと誤解されることがあるが，言語機能の良好な回復が見られた失語症患者では，右大脳半球の賦活も伴っていることが fMRI で確認されている[18]．ここで，失語症の言語機能代償部位は症例によって様々であることに注意しなければならない．たとえば，万が一，機能代償部位に低頻度 rTMS を適用してしまった場合，言語機能の代償が阻害され言語機能が増悪する可能性も 0 ではないと考えられる．したがって，失語症に対する rTMS 治療前に各症例の言語機能代償部位を明らかにする必要がある．

我々は失語症に対する rTMS 治療を行う患者に，2 週間の入院治療を行っている．ST において，基盤となる入院中の集中的 ST は，言語聴覚士との一対一の訓練である．症例ごとの失語症の重症度や障害機能によって個別の訓練内容となる．入院中，1 日 6 単位 2 時間の ST のほかにも，ST の指導する自主訓練を行う．退院前に可能であれば家族とともにコミュニケーション方法の指

表 3. 失語症に対する rTMS 治療(2024 年現在)

2024 年現在の当講座における失語症に対する rTMS 治療の方法を示した.

刺激部位	下前頭回あるいは角回. 脳機能画像を用いた評価で左右大脳半球,ならびに適用部位を決定する.
刺激頻度	低頻度刺激 1 Hz,あるいは高頻度刺激 10 Hz
刺激強度	運動閾値の 90~100%
刺激回数	2,400 発~3,000 発/日,28,800 発~30,000 発/2 週間

(文献 22 より改変して引用)

導も行い,退院後も定期的に外来 ST を月に数回行う.また,言語機能の評価は,治療前後で標準失語症検査(SLTA;standard language test of aphasia)や WAB 失語症検査日本語版(WAB-J;Japanese version of the Western Aphasia Battery),Token Test などを用いている[17].

rTMS 治療と併用する ST の内容も議論がある.我々は表出量の増加による発話機能の向上を基本的治療戦略としている[19].なぜなら,rTMS 適用部位の選択にあたって,表出である復唱課題を用いて fMRI を撮像しているからである.まず rTMS 治療によって fMRI で確認した言語機能の賦活部位の可塑性を高める.次いで fMRI の言語課題と同様の表出の ST を実施することで,障害された言語機能の代償と賦活をより強化する.実際に,失語症における rTMS の治療効果が発話機能で高いことも報告されている[20].

また,rTMS の安全性については,多くの報告で重篤な副作用は認めていない.rTMS はてんかんを誘発する可能性もあり,また磁場を与えるため磁性のある頭蓋内金属は禁忌であることから,**表 1** のような基準を示している.最新の国際的なガイドラインでは,10 Hz までの刺激頻度で,刺激強度か運動閾値の 1.2 倍以下であれば,週に 15,000 回までの刺激は安全とされている[11].自験例(上肢麻痺の 1,725 名の rTMS 治療実施者を対象とした多施設共同研究)において,rTMS を起因とするけいれん発作はなかった.軽微な有害事象(治療を要さない一時的なもの)は 1.3% で見られ,めまいや刺激部位の不快感や頭痛があった[21].我々はこれを事前に患者に説明している.頭痛があれば刺激強度を下げて治療することもある.

なお,rTMS はすでにうつ病への治療機器として保険収載されているが,脳卒中後遺症においては検査機器であり治療機器ではないことに留意する.それぞれの施設での倫理委員会で承認を得ること,対象者に事前に十分なインフォームド・コンセントを書面で得ること,実施者の責任で行うことが提言されている[12].

最後に,2024 年現在における最新の失語症に対する rTMS 治療の方法を**表 3** に示す[22].

おわりに

失語症に対する Neuromodulation と NIBS,特に rTMS 治療について概説した.失語症に対して rTMS 治療の適応と判断された症例では,たとえ発症から時間が経過していても,rTMS 治療と集中的なリハビリテーション治療を行うことで言語機能改善が認められている.rTMS 治療により機能代償部位の可塑性を高めたところに集中的 ST を併用することで,言語機能の機能的再構築が促進される.ただし,失語症においては,症例ごとの患者背景,病巣,失語症のタイプ,といった個人差が大きく影響することに留意する.失語症に対し rTMS 治療を行う場合,事前に画像検査により個々の症例ごとに機能賦活部位を確認し,刺激方法を決定することが必要である.健常人であっても言語ネットワークは複雑であるため,障害によりさらに複雑化すると予想される.オーダーメイドの rTMS 治療と集中的なリハビリテーション治療を行い,さらに症例の蓄積が望ましい.

おわりに,今後の展望と課題を述べる.たとえば,失語症の rTMS 治療において,高頻度刺激と

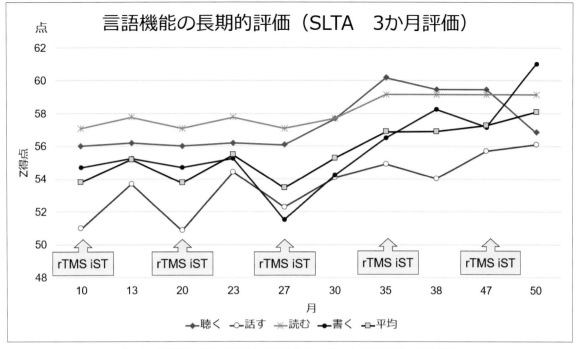

図 6. 長期間に渡り複数回 rTMS 治療を行った失語症例の言語機能
計 5 回の入院失語症 rTMS 治療を行い,長期的に言語機能が改善し維持されていた.
(文献 24 より改変して引用)

低頻度刺激で言語機能改善に対する効果を比較する必要も生じてくる.失語症に対する低頻度刺激のrTMS治療と比較して,高頻度刺激のrTMS治療が非劣勢であるという報告[23]もある.また,rTMS治療の言語機能改善効果が長く持続する例もしばしば経験する.筆者らは4年以上にわたり5回のrTMS治療と集中的STを併用した症例を報告したが,短期的には言語機能を劇的に向上し,さらにそれが長期的にも維持されていた(図6).また,脳血流の推移も調査し,単一光子放射断層撮影(SPECT;single photon emission computed tomography)においては右大脳半球の脳血流が上昇していた[24].長期的効果についても検討する必要がある.さらには,STの訓練内容も検討が必要である.失語症のrTMS治療の報告のほとんどが,刺激を行うのみならず集中的なSTを併用しており,STの内容が患者の治療成績に影響を与える.rTMS治療と併用するSTは,メロディックイントネーションセラピー(MIT;melodic intonation therapy)やCI言語療法(CIAT;constraint-induced aphasia therapy),1日3時間の集中的言語療法などが報告されている.しかし,MITは失語症の対象が非流暢性失語症に限定されていることや,1日3時間の集中的言語療法や日本語版CIATはマンパワー不足や保険診療上の制限があることなど,課題もある.rTMS治療と併用するSTの明確かつ根拠のある治療プログラムの作成は急務である[19].

このように,失語症とNeuromodulationの領域において,NIBS,特にrTMSは一定の成果を挙げているが,さらなる検討を加える必要がある.今後さらにこれらの手法が適切に適用されることで,失語症リハビリテーション治療の有用性が高まることを期待する.

文　献

1) Cichon N, et al：Novel advances to post-stroke aphasia pharmacology and rehabilitation. *J Clin Med*, **10**(17)：3778, 2021.

2) Barker AT：The history and basic principles of magnetic nerve stimulation. *Electroencephalogr Clin Neurophysiol Suppl*, **51**：3-21, 1999.

3) 安保雅博ほか：rTMS 治療とリハビリテーション．安保雅博ほか編，脳卒中後遺症に対するrTMS 治療とリハビリテーション，9-15，金原出版，2013.

4) 眞野智生：非侵襲性脳刺激を利用したニューロリハビリテーション．神経治療，**39**：706-710, 2022.

5) 田代祥一：経頭蓋交流刺激のリハビリテーションへの応用／宇宙医学を軸にした児童教育．*Jpn J Rehabil Med*, **59**：936-938, 2022.

6) Belin P, et al：Recovery from nonfluent aphasia after melodic intonation therapy：a PET study. *Neurology*, **47**(6)：1504-1511, 1996.

7) Rosen HJ, et al：Comparison of brain activation during word retrieval done silently and aloud using fMRI. *Brain Cogn*, **42**(2)：201-217, 2000.

8) Naeser MA, et al：Improved picture naming in chronic aphasia after TMS to part of right Broca's area：an open-protocol study. *Brain lang*, **93**(1)：95-105, 2005.

9) Rubi-Fessen I, et al：Add-on Effects of repetitive transcranial magnetic stimulation on sub-acute aphasia therapy：enhanced improvement of functional communication and basic linguistic skills. A randomized controlled study. *Arch Phys Med Rehabil*, **96**(11)：1935-1944, 2015.

10) Lefaucheur JP, et al：Evidence-based guidelines on the therapeutic use of repetitive transcranial magnetic stimulation(rTMS). *Clin Neurophysiol*, **125**(11)：2150-2206, 2014.

11) Lefaucheur JP, et al：Evidence-based guidelines on the therapeutic use of repetitive transcranial magnetic stimulation(rTMS)：An update(2014-2018). *Clin Neurophysiol*, **131**(2)：474-528, 2020.
Summary rTMS の最新の国際的なガイドライン．4. Stroke の中の 4.8. Aphasia の項を通読すると近年の失語症に対する rTMS 治療の動向を知ることができる．

12) 脳刺激法に関する委員会：経頭蓋磁気刺激に関する提言．臨床神経生理 **40**(1)：58, 2012.

13) 日本脳卒中学会　脳卒中ガイドライン委員会：Ⅶ亜急性期以降の障害に対するリハビリテーション診療 2 亜急性期以後の障害に対するリハビリテーション診療 2-10 失語症および構音障害．脳卒中治療ガイドライン 2021, 279-281, 協和企画, 2021.

14) 日本脳卒中学会　脳卒中ガイドライン委員会：Ⅶ亜急性期以降の障害に対するリハビリテーション診療 2 亜急性期以後の障害に対するリハビリテーション診療 2-10 失語症および構音障害．脳卒中治療ガイドライン 2021〔改訂 2023〕, 279-281 (157-159), 協和企画, 2023.

15) Kakuda W, et al：Functional MRI-based therapeutic rTMS strategy for aphasic stroke patients：a case series pilot study. *Int J Neurosci*, **120**(1)：60-66, 2010.

16) Abo M, et al：Effectiveness of low frequency rTMS and intensive speech therapy in post-stroke patients with aphasia：a pilot study based on evaluation by fMRI in relation to type of aphasia. *Eur Neurol*, **68**：199-208, 2012.

17) Ohara K, et al：A pilot study verifying the effectiveness of high-frequency repetitive transcranial magnetic stimulation in combination with intensive speech-language-hearing therapy in patients with chronic aphasia. *NeuroRehabilitation*, **49**(3)：459-467, 2021.
Summary 失語症に対する高頻度 rTMS 治療の 2021 年の報告．最近の失語症に対する rTMS 治療の治療の一連の流れを知ることができる．

18) Abo M, et al：Language-related brain function during word repetition in post-stroke aphasics. *Neuroreport*, **15**(12)：1891-1894, 2004.

19) 小原健輔ほか：運動性失語症例における反復性経頭蓋磁気刺激と併用する短期言語療法プログラムの検討．*JSTS*, **3**(1)：71-80, 2022

20) Hara T, et al：New treatment strategy using repetitive transcranial magnetic stimulation for post-stroke aphasia. *Diagnostics*(Basel), **11**(10)：1853, 2021.

21) Kakuda W, et al：Combination protocol of low-frequency rTMS and intensive occupational therapy for post-stroke upper limb hemiparesis：A 6-year experience of more than 1700 Japanese patients. *Transl Stroke Res*, **7**：172-179, 2016.

22) 安保雅博：病態別 rTMS 治療 脳卒中後失語症に対する rTMS 治療．安保雅博ほか編，rTMS 治療

とリハビリテーション医療，60-72，新興医学出版社，2024.

Summary rTMS治療と集中的リハビリテーション治療の最先端情報を各領域のトップランナーが解説する．各病態のrTMS治療の適応を見極め改善の手法を知ることができる．失語症のrTMS治療の最新の概説がわかりやすく記されており，初学者が最初に読むべき必読の文献．

23) Hara T, et al：The effect of selective transcranial magnetic stimulation with functional near-Infra-red spectroscopy and intensive speech therapy on individuals with post-stroke aphasia. *Eur Neurol,* **77**(3-4)：186-194, 2017.

24) Sakurai Y, et al：Improved language function for post-stroke aphasia in the long term following repeated repetitive transcranial magnetic stimulation and intensive speech-language-hearing therapy：a case report. *J Med Case Rep,* **17**(1)：285, 2023.

運動器臨床解剖学 改訂第2版

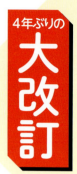

4年ぶりの大改訂

― チーム秋田の「メゾ解剖学」基本講座 ―

編集　東京科学大学　秋田恵一　二村昭元

2024年5月発行　B5判　248頁
定価6,490円（本体5,900円＋税）

「関節鏡視下手術時代に必要なメゾ（中間の）解剖学」がアップデート！

肩、肘、手、股、膝、足を中心に、今までの解剖学の「通説」を覆す新しい知見をまとめた第1版に、その後のさらなる研究で判明し得た新知見を追加し大幅にボリュームアップしました。初めてお手に取りいただく先生にはもちろんのこと、第1版をお手元にお持ちの先生にも必ずまた新たな発見があるはずです。

目次

I章　総論
　チーム秋田の臨床解剖学とは

II章　各論＜部位別トピックスと新たな臨床解剖学的知見＞

肩関節の解剖
1. 肩関節包による肩関節安定化
2. 肩甲帯を支配する神経の解剖
3. 腱板前上方断裂に関する解剖
4. 腱板後上方断裂に関する解剖
5. 小円筋の臨床に関係する解剖と筋活動
6. 肩鎖関節脱臼に関する解剖
7. 小胸筋に関する解剖

肘関節の解剖
1. 肘関節の安定性に関する前方関節包の解剖
2. 肘関節外側部の安定化
3. 肘関節内側部の安定化

手関節の解剖
1. 母指MP関節尺側側副靱帯損傷に関する解剖
2. 母指CM関節の安定化に関する解剖
3. 方形回内筋の解剖
4. 橈骨遠位端掌側部の骨形態
5. 三角線維軟骨複合体の解剖

股関節の解剖
1. 股関節手術に必要な短外旋筋群の解剖
2. 股関節包前上方部に関する解剖
3. 輪帯の解剖
4. 中殿筋腱断裂に関する解剖
5. ハムストリング筋群，特に大腿二頭筋の長頭と半腱様筋の起始部の特徴
6. 骨盤底筋と股関節周囲筋の機能的関わり

膝関節の解剖
1. 下腿前面の皮神経の分布と鵞足周囲の筋膜の層構造
2. 前・後十字靱帯の解剖
3. 内側膝蓋大腿靱帯の解剖
4. 膝関節の前外側支持組織の解剖

足関節の解剖
1. 足関節の外側靱帯損傷の解剖
2. 足根洞症候群と距骨下関節不安定症に関する解剖
3. 成人扁平足の病態と足関節の内側安定化機構
4. シンデスモーシスの解剖

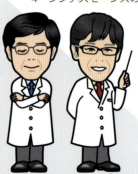

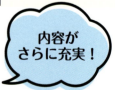
内容がさらに充実！

全日本病院出版会
〒113-0033　東京都文京区本郷3-16-4　Tel：03-5689-5989
www.zenniti.com　　　　　　　　　　　　Fax：03-5689-8030

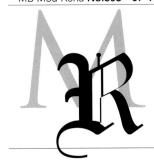

特集／知っておきたい！失語症のリハビリテーション診療

言語リハビリテーション治療の長期効果

中川良尚*

Abstract 失語症に対する治療の効果を明らかにする研究の一環として，右手利き左大脳半球一側損傷後に失語症を呈した270例の病巣別回復経過と，その中で言語機能に低下を示した37症例のSLTA総合評価法得点各因子の機能変遷の既報告を俯瞰した．次に，2年以上適切な言語訓練を行った失語症121例について，発症から2年後の予後に影響を及ぼす要因を調査した．その結果，① 失語症状の回復は損傷部位や発症年齢によって経過は大きく異なるが，少なくとも6か月以上の長期にわたって回復を認める症例が多いこと，② 言語訓練後に回復を示した機能は脆弱である可能性が高いこと，③ 発症年齢，Wernicke領野を含む病変の有無，発症3か月時SLTA総合評価法得点などが予後に重要な要因であること，が示唆された．いわゆる生活期においても，失語症の機能回復あるいは機能低下を認めること，若年発症であればより長期的に回復を示す可能性が高いことから，失語症例にとっては各症例の特徴に見合った治療を，どの時期においても継続することが重要であることが示唆された．

Key words 失語症(aphasia)，機能回復(recovery of language function)，機能低下(decline in language function)，長期予後(long-term prognosis)，SLTA総合評価法得点(general scores on standard language test of aphasia)

はじめに

どの時期に，どのようなリハビリテーションを提供すれば，どこまで失語症は改善するのか，あるいは維持できるのかという問題は，失語症治療に関わる臨床家にとっては，非常に重要かつ難しいテーマである．これまでの様々な先行研究から，失語症の改善には，疾患要因や生物学的要因，社会的要因など多様な因子が関与すると考えられており，言語訓練についてはその実施の有無，そして質と量を考慮する必要がある．

「脳卒中治療ガイドライン2021」[1]では，失語症に対する言語聴覚訓練は推奨度A，エビデンスレベル高であり，言語訓練を行うことが強くすすめられている．RCTのメタアナリシス[2]の結果では，言語訓練ありは言語訓練なしと比較して，音声や文字言語の表出，文字言語の理解などの言語機能を向上させることが示されている．また，失語の回復に影響しているのは，訓練頻度と自宅学習の有無であるという報告もある[3]．さらに，失語症状回復の経過とその要因を後方視的に検討した結果では，標準失語症検査(以下，SLTA)総合評価法得点合計点で発症後3か月未満〜2年以上に至るすべての経過群で有意な改善が認められたことから，従来明らかにできなかった，失語症に対する言語治療効果を強く示唆する所見であることが報告されている[4]．

失語症に対する具体的な治療介入については，認知神経心理学的な考え方に基づく障害メカニズムの分析をもとに行われているものが多い．そし

---

* Yoshitaka NAKAGAWA，〒133-0052 東京都江戸川区東小岩2-24-18 江戸川病院リハビリテーション科，言語療法専門科長

て，言語治療における本質的な改善に不可欠であるのは，口頭呼称や書字呼称などのようなより自発的な言語表出過程を刺激することと報告されている[5)6)]．

ところで，失語症における「生活期」とはいったいどの時点を指すのであろうか．近年は10年以上経過を追った報告や，訓練中断期間を含む長期経過の報告などが散見され，いずれも長期的な機能回復を認めている．

このように，失語症の治療においては時間経過のみを軸にすることには意味がなく，長期にわたって変化し得る失語症状そのものに着目する必要があることは間違いない．また，発症から6か月程度と言われる，いわゆる「回復期」を脱した後の「生活期」こそが，失語症例にとっては本来の意味で「回復期」に該当すること，その期間は複数年単位での「長期」であることは，言語訓練に取り組む多くの臨床家が感覚的に気づいていることは想像に難くない．

本報告では，これまでの筆者らの研究を中心に，① 失語症の回復について，② 失語症の機能低下について，③ 失語症の予後予測について，という観点からの検討結果を報告し，治療継続の重要性について考える．

失語症の回復について[7)]

対象は，当院にて長期にわたり言語機能回復訓練を実施してきた右手利き左大脳半球一側損傷の失語症例270例．性別は男性203例，女性67例．発症時平均年齢は53.3歳（±12.9）であった．このうち，以下の主病巣をもつ258例を抽出した．その内訳は，中心溝の前方に限局した病巣の「前方限局病巣例24例」，後方に限局した「後方限局病巣例56例」，中大脳動脈支配領域広範損傷を中心とした「広範病巣例94例」，CTやMRI上基底核に限局した病巣である「基底核限局損症例29例」，基底核損傷でかつ内側または外側に病巣の伸展が見られた「基底核伸展損傷例55例」であった．

本報告における研究では，各症例の機能回復お

よび低下の指標としてSLTA総合評価法[8)]を使用した．合成項目の合計点で失語症の重症度を判定することが可能であるため，これを用いて失語症の経過を検討した．各病巣群別のSLTA総合評価法得点の経過を**図1〜5**に示す．

失語症の回復について，病巣別にSLTA総合評価法得点の経過を検討した結果と，そこから考えられる病巣の要因をまとめると以下のようになる．

前方限局病巣例や基底核限局病巣例は発症から2年程度までの比較的早期に回復する症例が多い．すなわち，いわゆるBroca領野や，基底核に損傷が限局していれば大きな回復が期待できる．また，多くの前方限局病巣例の回復曲線がほとんど右肩上がりであり，発症から長期間経過しても機能低下しない．これは，前方限局病巣例の場合，訓練によって回復した機能がある程度強固であることを示唆しているものと考えられる．

後方限局病巣例では，若年（40歳未満）発症例の回復は顕著である．また高年齢（40歳以上）発症例においても，到達レベルに差異は大きいものの長期間にわたって回復する症例が存在する．一方，前方限局病巣例と比較すると，後方限局病巣例では成績が右肩上がりの曲線で安定している症例が少なく，浮動性を認める症例が多い．これらの症例は，訓練によって回復した機能が脆弱である可能性が考えられ，機能回復したとしても必ずしもその機能を保持できるわけではないことが示唆される．

広範病巣例や基底核伸展損傷例の場合，高年齢発症例では機能回復に制限がある一方，広範病巣例であっても若年発症例では，長期間かかって中等度ないしは軽度にまで回復する症例が存在する．失語症の回復には年齢要因の影響が大きいため，特に若年例の場合は病巣の位置や大きさだけを予後予測の指標とするのは慎重を期するべきであろう．その他の詳細は中川ら[7)]を参照されたい．

失語症の機能低下について[9)]

前述の失語症例270例のうち，2年以上経過を

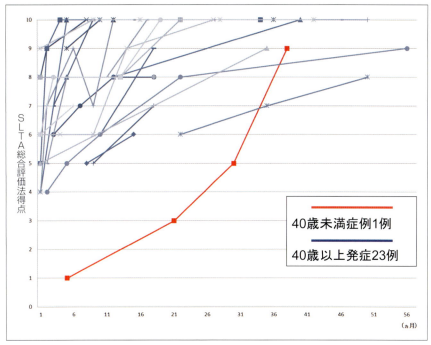

図 1． 前方限局病巣例 SLTA 総合評価法得点合計の経過
（文献 7 より引用）

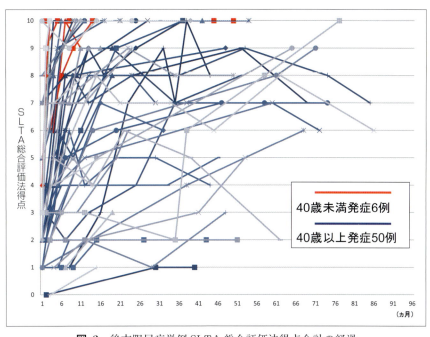

図 2． 後方限局病巣例 SLTA 総合評価法得点合計の経過
（文献 7 より引用）

追跡することができ，かつ最終評価時年齢が70歳以下という条件を満たした151例について，言語機能の低下という観点から検討した．

その結果，言語機能回復訓練実施後の最終評価時にSLTA総合評価法の得点を維持していた症例は114例であったことに対し，得点が低下した症例が37例（24.5％）存在した．失語症例のきわめて長期間の経過を見てみると，加齢や再発などによる影響は認められないのにもかかわらず，約4分の1の失語症例で機能低下が認められた．また，

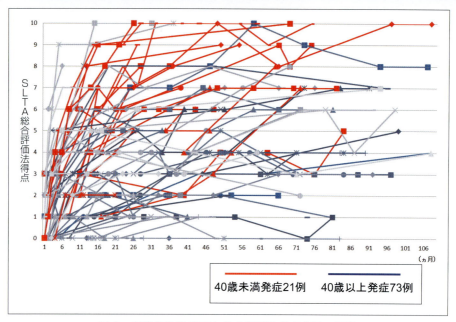

図 3. 広範病巣例 SLTA 総合評価法得点合計の経過

（文献 7 より引用）

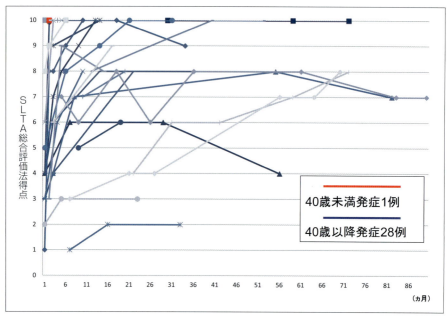

図 4. 基底核限局損傷例 SLTA 総合評価法得点合計の経過

（文献 7 より引用）

SLTA 総合評価法合成項目別に検討したところ，約 90％の症例で訓練によって回復した項目に低下を認めていた．

これらのことから，訓練により回復した言語機能は個々の最高レベルに達したとしても，その機能が必ずしも維持される訳ではないこと，すなわち回復した機能は脆弱であることが考えられた．その他の詳細は中川ら[9]を参照されたい．

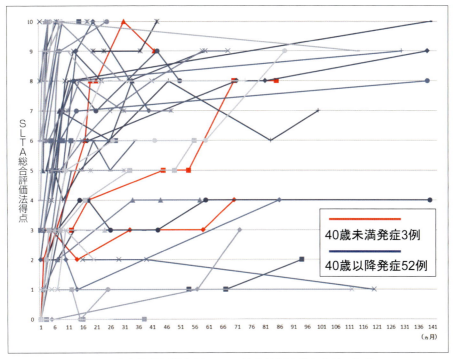

図 5. 基底核伸展損傷例 SLTA 総合評価法得点合計の経過
（文献 7 より引用）

失語症の予後予測[10]

対象は，前述の失語例 270 例のうち，発症 3 か月時に評価ができており，かつ 2 年以上訓練を継続することのできた 121 例．性別は男性 93 例，女性 28 例．発症時平均年齢は 54.4 歳（±11.9）であった．

各症例の機能回復の指標である SLTA 総合評価法得点に影響を及ぼす要因を調査するために，24 か月時の SLTA 総合評価法得点を従属変数，病巣の位置や大きさ，発症年齢，性別，発症 3 か月時の SLTA 下位項目成績（%）などを説明変数として，重回帰分析（ステップワイズ法）にて予後予測式を求めた．なお，SLTA 下位項目は，意味論的要素として「漢字単語の理解」「短文の理解（読む）」，音韻論的要素として「単語の復唱」「文の復唱」「仮名 1 文字の音読」，意味論と音韻論両方の要素を持つものとして「呼称」の 6 項目とした．

関心領域とした大脳病変部位は，左大脳半球の Broca 領野および中心前回，縁上回および中心後回，角回，Wernicke 領野を含む上側頭回，中側頭回，基底核の 6 部位である．

ステップワイズ法の結果，改善要因として，発症年齢，Wernicke 領野を含む上側頭回の病変の有無に有意な負の係数を示し，発症 3 か月時の SLTA 総合評価法得点，発症 3 か月時の漢字単語の理解成績，発症 3 か月時の仮名 1 文字の音読成績に有意な正の係数を示した．ここから，次の予後予測式が導き出された．

SLTA 総合評価法得点＝定数 4.989＋[0.266×発症 3 か月時の SLTA 総合評価法得点（0〜10）]＋[0.018×発症 3 か月時の仮名 1 文字の音読成績（0〜100%）]＋[0.029×発症 3 か月時の漢字単語の理解成績（0〜100%）]－[0.050×発症年齢]－[0.667×Wernicke 領野を含む上側頭回病変の有無（0 or 1）]

解析の結果，説明率は 55.6%で，説明率の検定は 1%水準で有意であった．

これまでの予後予測報告と異なる最大の特徴は，対象全例が個々の失語タイプに見合った言語訓練を少なくとも 2 年以上実施していたことである．発症年齢が低く，Wernicke 領野を含む上側頭回に病変が存在せず，発症 3 か月時にある程度の意味（漢字）理解能力と，音韻想起能力が保たれている状態であり，かつ 2 年以上の長期にわたり個々の障害構造に合致した言語訓練が展開できれば，機能回復を見込める可能性が高いことになる．本研究の予後予測の因子自体はこれまでの報告を概ね支持する結果であるが，失語症に対して長期にわたる言語訓練が必要であることを示唆していることが最も重要な点である．その他の結果は Nakagawa ら[10]を参照されたい．

おわりに

失語症に対して様々な治療法が存在するため，どのタイプの失語症にどの時期にどのような治療を行うことが望ましいのかという点は，引き続き今後の検討課題であるが，当面はこれまでに行われてきているような，直接的に刺激を与える治療が中心となって展開されていくことが予測される．そして各失語症例の特徴に見合った治療を一定量，これを可能な限り長期的に行うことが有効である可能性が高いということは確かであろう．

文　献

1) 日本脳卒中学会 脳卒中ガイドライン委員会編，失語症および構音障害．脳卒中治療ガイドライン 2021〔改訂 2023〕，279-281，協和企画，2023．

2) Brady MC, et al：Speech and language therapy for aphasia following stroke. *Cochrane Database of Syst Rev*, 2016(6)：CD000425, 2016

3) The REhabilitation and recovery of peopLE with Aphasia after StrokE(RELEASE)Collaborators：Dosage, intensity, and frequency of language therapy for aphasia：A systematic review-based, individual participant data network meta-analysis. *Stroke*, 53：956-967, 2022.

4) 三村　將ほか：わが国における失語症言語治療の効果，メタアナリシス．高次脳機能研究，30：42-52，2010．

5) 東川麻里，波多野和夫：失語症の言語治療効果についての因子分析研究—中核的改善因子の抽出について—．失語症研究，22：143-152，2002．

6) 東川麻里，波多野和夫：失語症の言語治療効果に関する因子分析研究．高次脳機能研究，34：291-297，2014．

7) 中川良尚，小嶋知幸：慢性期の失語症訓練．高次脳機能研究，32：257-268，2012．
Summary 失語症の病巣別長期経過から，6 か月以上の長期にわたって回復を認める症例が多いことを明らかにした文献．

8) 長谷川恒雄ほか：失語症評価尺度の研究—標準失語症検査（SLTA）の総合評価法—．失語症研究，4：638-646，1984．

9) 中川良尚ほか：失語症の超長期的経過—失語症の機能低下について—．高次脳機能研究，31：373-383，2011．

10) Nakagawa Y, et al：Prognostic factors for long-term improvement from stroke-related aphasia with adequate linguistic rehabilitation. *Neurol Sci*, 40：2141-2146, 2019.
Summary 個々の失語の特徴に見合った言語訓練を実施した失語症例の予後予測因子を明らかにした必読の文献．

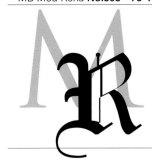

特集／知っておきたい！失語症のリハビリテーション診療

失語症がある人の地域支援

山本 徹*

Abstract 地域における失語症がある人の支援においては，活動と参加の促進，意思決定支援などが重要である．2018年に法制化された失語症者向け意思疎通支援事業をもとに，現在，意思疎通支援者の派遣が始まっている．また，失語症がある人のニーズを知るために，失語症サロンの存在が重要であり，本人の意思形成と表明支援をもとに，意思実現支援を行うことが求められる．東京都八王子市の失語症サロン「ペチカ」の事例を通じ，地域における失語症がある人の支援システムの可能性が示された．失語症がある人，意思疎通支援者，言語聴覚士，行政の4者が協働する包括的アプローチは，失語症者の生活の質向上と社会参加を促進する可能性がある．

Key words 活動と参加(activity and participation)，意思決定支援(supported decision making)，失語症者向け意思疎通支援事業(communication support project for people with aphasia)，失語症サロン(aphasia salon)

はじめに

失語症は言語コミュニケーションの障害であり，生活全般に大きく影響を及ぼす．失語症は障害がある個人だけの課題に留まらない．失語症がある人のコミュニケーション障害を改善し生活の質の向上を図るには，家族や職場，地域社会などの人的環境を整えていく必要がある．

本稿では，失語症がある人の地域支援のアプローチについて，国際生活機能分類(ICF：International Classification of Functioning, Disability and Health)の枠組をもとに考察を加える．また，東京都八王子市における失語症がある人に対する支援の取り組みの一部を紹介しながら，地域社会における失語症がある人への支援の在り方を検討する．

失語症の社会的認識と現状

1．失語症により生じる困難の例

失語症では話す・聴く・読む・書く側面での困難が生じる．失語症が軽度～中程度だったとしてもコミュニケーションの困難感を抱えており，日常生活を送る際には様々なバリアに出会う．困難感の例では，話す側面では「カフェで注文が難しくていつも同じものになる」，聴く側面では「レストランで何を聞かれているかわからないから，行きたい気持ちがなくなる」．読む側面では「バスの行先表示がわからないのでいつも勘で乗る」．書く側面では「単調な内容やスタンプだけのLINEになってしまう」など数々のエピソードが挙げられる．

2．社会における失語症の認知度の低さ

失語症がある人は日本全国に20万人～50万人いると推計されているが，正確な数はわからない

---

* Tetsu YAMAMOTO, 〒193-0942 東京都八王子市椚田町583-15 医療法人社団永生会在宅総合ケアセンター，副センター長

とされる．これをもとに人口約56万人の八王子市に当てはめると，失語症がある人が市内に930〜2,200人いるのではないかと考えられる．しかし八王子市で失語症を含む障害である「音声機能・言語機能またはそしゃく機能の障害」で身体障害者手帳を取得している人は172名[1]で，そのうち失語症が明記されている人は数十人であり，行政的にも失語症がある人が把握されているとはいえない現状がある．このように一般的に失語症の認知度は低く，失語症によるコミュニケーションの困難から生じている，生活上の様々な不都合が見過ごされているのではないかと考えられる．

ICFモデルに基づく失語症がある人への支援

1．活動と参加の拡大の重要性

失語症がある人はコミュニケーションに様々な困難を感じており，コミュニケーション機会が制限されることが多い．閉じこもりがちになり，家族以外との外出が制限されているのは実態調査[2]でも明らかである．また介護保険などで，デイサービスや訪問リハビリテーションのサービス利用を導入し，ルーティンな週間計画が組まれると，活動，参加の範囲が家庭とサービス利用先に限定されてしまう一面もある．

失語症がある人も，本来，多様な社会的役割を持っている．しかしコミュニケーションの制限により，その役割が家族や支援者などのきわめて限定的なコミュニティ内での役割に留まることがある．そのため，失語症がある人が自身の役割の乏しさを感じているケースが存在する．失語症がある人が望む活動を引き出したり，安心して参加できるコミュニティづくりを行うことも重要な支援である．

2．人的環境整備の必要性

ICFの環境因子には，人的環境，物的環境，社会的環境の要素がある．コミュニケーションは人と人の間で行われるため，失語症がある人のコミュニケーション相手（人的環境）が，言語障害に配慮することができれば，失語症がある人の活動の促進因子となり，できる活動が増える可能性がある．

失語症がある人とのコミュニケーション時の配慮として以下が挙げられる．
① ストレスの少ないコミュニケーション状況を作る．
② 見てわかるような工夫をするなど，言語以外の手段も用いる．
③ じっくり聞く，ゆっくり話す，丁寧に確認するなどの会話支援方法[3]を用いる．

これらの基礎的なコミュニケーションの配慮ができる人を地域に増やしていく活動が必要である．さらに，失語症者向け意思疎通支援者など，より高度なコミュニケーションを支援する人材の育成も急務である．

3．本人の意思

失語症がある人が何をしたいのか，本人の意思を引き出すことは重要であるが，そのためにコミュニケーション支援技術が必要になることもある．完全にオープンなかたちで意思を引き出そうとすると，HOW質問（「どのように」という質問形式）になりがちであり，失語症がある人にとって表出が困難になることも珍しくない．そのため，ある程度，選択肢を限定したうえで思考を深めていくために，意思決定支援ツールを用いることがある．

具体例として，トーキングマット（**図1**）が挙げられる．これはICFのカテゴリーに基づいた絵カードを活用する手法である．例えば「しゅみ／活動」について「やりたいこと」「どちらでもないこと」「やりたくないこと」などのスケールを設定し，失語症がある人が自分でカードを配置する．言語的な表現を用いなくても，本人の意向がマット上に視覚的に表明されるため，効果的な意思形成と意思表明の手段として機能する可能性がある．

重度の失語症や，失行症状などにより，意思表明が困難な人もいる．このような場合，意思形成の支援や意思の推測が必要となることもある．個々の状況に応じた方法を個別に設定していくこ

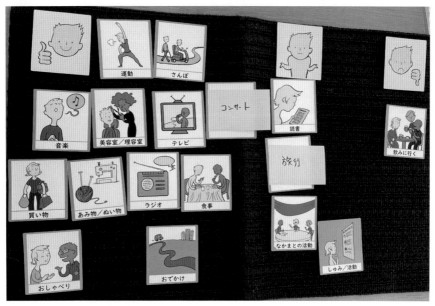

図 1.「しゅみ／活動」について失語症がある人が完成させたトーキングマット

表 1. 失語症がある人の在宅支援における言語聴覚士に求められる役割例

言語機能評価と対応	話す・聴く・読む・書く，についてどのモダリティが比較的保たれ，どのような支援が必要であるかを見出すための言語機能評価と，成功しやすい言語理解と表出支援方法の考案
高次脳機能障害評価と対応	注意障害や遂行機能障害など失語症以外の高次脳機能障害がコミュニケーションに及ぼす影響の評価と具体的対応方法の考案
活動上の障壁の特定	活動実行時に起こり得るコミュニケーション上の障壁を特定し，実現可能な具体的な解決方法の提案と試行
プラン作成支援	ケアプランなどの作成に際し，本人の意思を最大限反映させるための種々の支援
連携構築	コミュニケーションの課題解決のための協力者の開発と連携構築

とが求められる．

4．活動・参加の保証

活動範囲の拡大に価値を置く場合，失語症がある人が安心できる環境で一緒に活動を広げていくような支援を検討する．障害がある人を対象とした特別な旅行プログラムなどは，旅行という様々な活動を通して潜在的な興味や意欲を引き出す機会となる．本人から明確な意思表明がなくても，様々な活動への参加を促すことは活動範囲の拡大のきっかけになる．

失語症支援専門職の役割

1．言語聴覚士による専門的支援

失語症がある人の活動と参加の拡大において言語聴覚士による訪問リハビリテーションの果たす役割は重要である．表1に在宅支援における失語症支援の専門職である言語聴覚士に求められる代表的な役割を挙げる．

2．支援専門職に求められる姿勢

医療や介護の現場で専門職は「切れ目のない支援」を提供しようとする傾向があるが，実際に重要なのは，必要な時に適切な支援にアクセスでき

ることである．失語症がある人に対して，その人らしい自立した生活が送れるよう，必要最小限の支援を見極めることが大切である．常に誰かが寄り添っている必要はなく，本人の自立と自律を尊重しながら，適切なタイミングで必要な支援を提供することが求められる．困りごとを探して専門職がニーズを作ってしまうようなことは厳に慎まなければならない．

地域社会における失語症者支援

1．どのように失語症がある人が支援につながるか

失語症支援の専門職と失語症がある人の接点は様々な場面で求められる．医療機関におけるリハビリテーションで関わる医師や担当言語聴覚士は大変重要な存在である．しかしそれだけではなく，地域で生活する失語症がある人が，コミュニケーション障害に関して相談することができる窓口機能の整備も必要であろう．具体的な取り組みとしては，失語症者向け意思疎通支援者派遣事業を窓口として，失語症がある人の日常生活における具体的なニーズを把握し，それらを蓄積していくことで，医療機関外での包括的な支援体制の構築が進むのではないかと考えられる．

2．失語症がある人の市民としての生活支援

失語症がある人が，障害がなければ当然享受していたであろう活動を，可能な限りできるように支援することが重要である．たとえば，外食の場面を考えてみると，失語症により様々な困難が生じることがある．

メニューを読んだり店員とコミュニケーションを取ったりすることが難しくなると，選択肢が限られてしまう．その結果，いつも同じメニューしか注文できなかったり，会話を避けるために外食自体を控えてしまったりすることもある．また，日常生活で必要な各種手続きの多くは，言語を介して行うよう設計されていることが多い．そのため，失語症がある人は必要な情報から取り残されやすい状況に置かれている．

3．意思疎通支援事業の概要と意義

失語症者向け意思疎通支援事業は，障害者総合支援法の地域生活支援事業に位置付けられている．都道府県および区市町村の必須事業であり2018年に制度化された．各都道府県の言語聴覚士会で失語症者向け意思疎通支援者の養成が行われ，意思疎通支援者の派遣も行われ始めている．意思疎通支援の具体的な内容には，外出同行，会議などでの内容理解の支援，公共施設の利用や手続きなどの支援，買い物や娯楽施設利用の支援などが想定されている．

失語症者向け意思疎通支援事業は，障害者権利条約の「私たち抜きに，私たちのことを決めないで」[4]という理念に基づいている．この事業の本質は，失語症がある人の自立と自律を保障し，その活動・参加への希望に応えることにある．

事業の推進において重要なのは，失語症がある人が自ら行う意思形成と意思表明をサポートすることである．支援者が一方的に困りごとを探し出し，解決策を提案するのではなく，失語症がある人の自己決定を尊重し，表明された意思の実現を支援することが求められる．この観点から，失語症者向け意思疎通支援者派遣事業は，失語症がある人がどのような活動を希望しているかを丁寧に聞き取り，それに基づいて必要な支援を提供する活動であると言える．

八王子市における失語症がある人の支援の取り組み：失語症サロン「ペチカ」

1．失語症サロンの設立と運営

八王子市では，2020年から失語症サロン「ペチカ」を運営している．これは失語症がある人の自立支援を目的とした活動の場であり，失語症者向け意思疎通支援事業の一環として毎月第4日曜日に開催されている．八王子市は市内の医療法人に運営を委託し，東京都言語聴覚士会にも所属する言語聴覚士が実務を担っている．この体制により，専門的な知識と経験を活かしたサポートが提供されている．

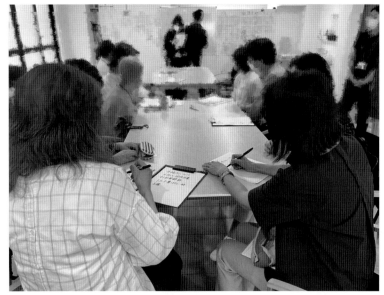

図 2. 八王子失語症サロン「ペチカ」の様子
失語症者向け意思疎通支援者が要点筆記を行っている.

表 2. 失語症サロン「ペチカ」の機能

1．失語症がある人が活動と参加について考える場
2．失語症がある人と意思疎通支援者が出会う場（マッチング）
3．失語症がある人がほかの失語症がある人に出会う場
4．失語症がある人の家族がほかの失語症がある人や家族に出会う場
5．意思疎通支援者養成の場
6．オープンな失語症相談窓口機能

このサロンでは，失語症がある人の活動と社会参加を保障する場として機能することを主な目的としている．ここでは，失語症がある人がやりたい活動を表明し，その実現に向けて失語症者向け意思疎通支援者と出会うことができる環境を整えている（図 2）．「ペチカ」は，失語症がある人の居場所の提供に留まらず，自立と社会参加を促進する役割を果たしている．

2．失語症サロンの役割と機能

「ペチカ」の役割は多岐にわたる．主な機能を表2 に示した．「ペチカ」では，失語症がある人が自身のやりたい活動を明確にし，その実現を支援する意思疎通支援者とのマッチングを行っている．趣味活動の再開や失語症に関する啓発活動など，参加者が関心を持つテーマについて話し合い，必要に応じて実際の活動や外出を支援している．

さらに「ペチカ」は，失語症に関する相談窓口としての役割も拡大しつつある．失語症がある人やその家族が日常生活で直面する課題や疑問に対応するだけでなく，意思疎通支援者に対しても，失語症がある人への支援方法について専門的なアドバイスを提供している．

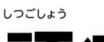

図 3. ペチカにおける活動例：失語症啓発パネル

(文献 5 より一部改変)

3．「ペチカ」における失語症がある人の運営参画と普及啓発活動

「ペチカ」での活動の一例として，参加者から失語症に関する普及啓発活動を行いたいという希望が挙がった．この要望を受け，圏域の地域リハビリテーション支援センター主催のフォーラムに失語症の啓発パネルを出展する機会が設けられた．

言語聴覚士と意思疎通支援者のサポートを受けながら，失語症について伝えたい内容や知ってもらいたい点を議論し，具体的なエピソードを盛り込んだパネルを作成した(図3)．フォーラム当日には，失語症がある人4名，その家族1名，意思疎通支援者1名，言語聴覚士1名が参加した．この構成は，失語症がある人自身がフォーラムに参

加可能であるという判断と，必要最小限のサポートで活動が可能であるという評価に基づいていた．

この事例は，「ペチカ」が失語症がある人の自立と社会参加を促進する場として機能していることを示している．単なる交流の場に留まらず，参加者の希望や目標に応じた具体的な活動を支援し，地域社会に対する発信や啓発活動まで視野に入れた取り組みを行っている．

まとめ：失語症がある人の支援における コミュニティの重要性

失語症は単なる言語の問題ではなく，社会全体で取り組むべきコミュニケーションの障害である．今回，ICF モデルに基づいて失語症者の地域（在宅）支援を考察し，活動と参加の拡大，人的環境整備の必要性，本人の意思を引き出していくことが重要であると論じた．

失語症支援の専門職である言語聴覚士の役割は重要であるが，医療機関以外での支援も不可欠である．失語症者向け意思疎通支援事業や失語症サロンなどの地域社会における取り組みは，失語症がある人が市民として送る生活を支援するうえで重要な役割を果たしている．八王子市の失語症サロン「ペチカ」の事例は，失語症がある人の自立支

援と社会参加を促進する取り組みである．このような活動は，失語症がある人自身が主体的に活動に参画し，社会への啓発活動にも関与できる機会を提供している．

文　献

1) 八王子市：統計八王子令和5年版．
〔https://www.city.hachioji.tokyo.jp/shisei/002/006/tokehachihkakunen/toukeihachiojih05/p033608.html〕(2024年6月30日閲覧)

2) NPO法人全国失語症友の会連合会：「失語症の人の生活のしづらさに関する調査」結果報告書．2013.
Summary 全国の失語症がある人とその家族に実施したアンケート調査の報告書である．

3) 一般社団法人東京都言語聴覚士会：令和6年版失語症者向け意思疎通支援者養成テキスト必修基礎コース，5，2024.

4) 内閣府：障害者権利条約の批准．
〔https://www8.cao.go.jp/shougai/whitepaper/h26hakusho/zenbun/h1_01_03_02.html〕(2024年6月30日閲覧)

5) 八王子失語症サロン ペチカ：失語症について．令和4年度 南多摩医療と介護と地域をつなぐ会第18回フォーラム抄録集，南多摩保健医療圏地域リハビリテーション支援センター，2023.

Monthly Book Orthopaedics

2024年5月増大号 Vol.37 No.5

医師とセラピストをつなぐ スポーツエコー活用

編集企画　岩本 航（江戸川病院スポーツ医学科部長）

Web動画付

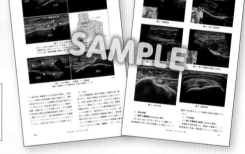

スポーツ診療現場で普及が広がるエコーを診療コミュニケーションのツールとして、より高度に、より快適に使いこなすための、"＋αの活用術"を惜しみなく伝える1冊。手技の理解を助ける65本のweb動画付!

定価 6,270円（本体 5,700円＋税）
B5判　214ページ

もくじ紹介

- 手関節のスポーツ診療に役立つ超音波解剖・異常所見・インターベンション
- 手関節のスポーツ障害に対するエコーを活用したリハビリテーション
- 肘関節のスポーツ診療に役立つ超音波解剖・異常所見・インターベンション
- 肘関節のスポーツ障害に対するエコーを活用したリハビリテーション —投球障害肘の内側部障害に着目して—
- 肩関節のスポーツ診療に役立つ超音波解剖・異常所見・インターベンション
- 肩関節のスポーツ障害に対するエコーを活用したリハビリテーション
- 胸郭出口症候群の診療に役立つ超音波解剖・異常所見・インターベンション
- 胸郭出口症候群に対するエコーを活用したリハビリテーション
- 腰・殿部のスポーツ診療に役立つ超音波解剖・インターベンション
- 腰・殿部痛に対する超音波を活用したリハビリテーション
- 股関節のスポーツ診療に役立つ超音波解剖・異常所見・インターベンション
- グロインペインに対するエコーを活用した運動療法
- 膝関節のスポーツ診療に役立つ超音波解剖・異常所見・インターベンション
- 運動器エコーを活用した大腿四頭筋セッティング
- 膝関節の内側部痛・外側部痛に対するエコーを活用したリハビリテーション
- 足関節捻挫の診療に役立つ超音波解剖・異常所見・インターベンション
- 足関節捻挫に対するエコーを活用したリハビリテーション
- スポーツによる足関節後方障害の診療に役立つ超音波解剖・異常所見・インターベンション
- スポーツによる足部後方障害に対するエコーを活用したリハビリテーション
- 肉離れの診療に役立つ超音波解剖・異常所見 —ハムストリング近位部損傷；医師および理学療法士の評価すべき点—
- スポーツ障害に対するエコーを活用したPRP療法について

全日本病院出版会　〒113-0033 東京都文京区本郷 3-16-4　Tel:03-5689-5989
www.zenniti.com　Fax:03-5689-8030

ピン・ボード

投球障害学・肩関節学セミナー

日　時：2025年1月19日(日)
会　場：同志社大学(今出川キャンパス)
参加費：2,000円

　本セミナーは，皆さまのご寄付によって支えられています．
　皆さまのご協力により，未来のアスリートたちの希望を育む手助けとなります．
　可能であれば，別途3,000円のご寄付をお願い申し上げます．

プログラム
8：30　受付
9：00〜12：00　投球障害学セミナー
　講師：東　善一先生(丸太町リハビリテーションクリニック)
　　「優投生塾が贈る！投球障害スペシャルセミナー」
　講師：宇良田　大悟先生(広島東洋カープトレーナー)
　　「プロ野球現場における投球障害リハビリテーションの実際」
　講師：山崎　良二先生(関西ろうさい病院)
　　「腰椎分離症の治療診断から保存療法」

13：00〜16：00　肩関節学セミナー
　講師：山田　悠司先生(丸太町リハビリテーションクリニック)
　　「腱板損傷に対する理学療法アプローチ」
　講師：三浦　雄一郎先生(伏見岡本病院)
　　「拘縮肩のリハビリテーション」
　講師：森原　徹先生(丸太町リハビリテーションクリニック)
　　「肩関節疾患の診断と治療」

主　催：NPO法人京都運動器障害予防研究会
共　催：久光製薬，優投生塾
申し込み：https://x.gd/RLGW0

第1回日本生活期リハビリテーション医学会学術集会

会　期：2025年2月1日(土)〜2月2日(日)
会　場：昭和大学上條記念館(東京都品川区旗の台1丁目1番20号)
会　長：川手　信行
　(昭和大学医学部リハビリテーション医学講座 主任教授
　藤が丘リハビリテーション病院リハビリテーション科 診療科長)

学会テーマ：2025 ここから始まる生活期のリハビリテーション医療・支援
　〜生活期における多職種連携について考える〜

参加登録期間
2024年5月27日(月)〜 2025年1月31日(金)
※本学術集会では，当日受付は予定しておりません．
必ず事前登録いただくようお願いいたします．

　詳細は，第1回日本生活期リハビリテーション医学会学術集会ホームページをご覧いただくか，または運営事務局にご確認ください．
https://smartconf.jp/content/seikatsuki1/credit

運営事務局
株式会社PCO内
〒939-0004　富山県富山市桜橋通り2-25
　　富山第一生命ビルディング1階
E-mail：seikatsuki@pcojapan.jp

Monthly Book

Orthopaedics

2024年10月増刊　Vol.37 No.10　**新刊**

運動器の痛みに対する薬の上手な使いかた

編集企画：川口善治（富山大学教授）
定価 6,600 円（本体 6,000 円＋税）
B5 判　222 ページ

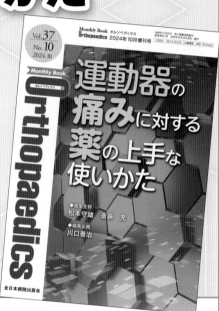

Ⅰ章では、各薬剤の特徴と運動器疼痛処方における現在の立ち位置を詳しく知ることができる。Ⅱ、Ⅲ章において日常でよく診る痛みへの具体的な処方例を参考にすることで、より実践に近づいた薬剤知識を得ることができる。特に処方に際して注意点の多いスポーツ選手と小児への言及については、Ⅲ章にまとめた。

もくじ

Ⅰ．薬剤別

NSAIDs／アセトアミノフェン その薬剤機序・特性から使用法を考える／ワクシニアウイルス接種家兎炎症皮膚抽出液／Ca^{2+}チャネル $α_2δ$ リガンド／抗てんかん薬（カルバマゼピン、バルプロ酸ナトリウムなど）／デュロキセチン／三環系抗うつ薬／抗不安薬（ベンゾジアゼピン系薬物）／中枢性筋弛緩薬（エペリゾン、チザニジン）／トラマドール／ブプレノルフィン貼付剤／オピオイド鎮痛薬（強度）／漢方薬／新薬（現状）

Ⅱ．疾患別

非特異的腰痛と薬物療法／運動器の痛みに対する薬の上手な使いかた／腰椎椎間板ヘルニアに対する薬物治療／肩こり／頚椎症性神経根症／肩関節周囲炎／上肢の関節痛（肩痛を除く）／股関節痛／変形性膝関節症の薬物療法／足関節痛／線維筋痛症／関節リウマチ／がん性疼痛／痛覚変調性疼痛：混乱に彩られた方便

Ⅲ．その他

アンチ・ドーピングに留意したアスリートに対する鎮痛薬の処方／小児の痛みと鎮痛薬の処方

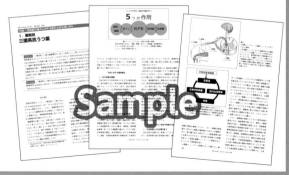

全日本病院出版会　〒113-0033　東京都文京区本郷 3-16-4　Tel：03-5689-5989
www.zenniti.com　Fax：03-5689-8030

FAX による注文・住所変更届け

改定：2024 年 1 月

　毎度ご購読いただきましてありがとうございます．
　読者の皆様方に弊社の本をより確実にお届けさせていただくために，FAX でのご注文・住所変更届けを受けつけております．この機会に是非ご利用ください．

◇ご利用方法

　FAX 専用注文書・住所変更届けは，そのまま切り離して FAX 用紙としてご利用ください．また，注文の場合手続き終了後，ご購入商品と郵便振替用紙を同封してお送りいたします．**代金が税込 5,000 円をこえる場合，代金引換便とさせて頂きます**．その他，申し込み・変更届けの方法は電話，郵便はがきも同様です．

◇代金引換について

　代金が税込 5,000 円をこえる場合，代金引換とさせて頂きます．配達員が商品をお届けした際に，現金またはクレジットカード・デビットカードにて代金を配達員にお支払い下さい(本の代金＋消費税＋送料)．（※年間定期購読と同時に 5,000 円をこえるご注文を頂いた場合は代金引換とはなりません．郵便振替用紙を同封して発送いたします．代金後払いという形になります．送料は，定期購読を含むご注文の場合は弊社が負担します)

◇年間定期購読のお申し込みについて

　年間定期購読は，1 年分を前金で頂いておりますため，代金引換とはなりません．郵便振替用紙を本と同封または別送いたします．送料弊社負担．また何月号からでもお申込み頂けます．
　毎年末，次年度定期購読のご案内をお送りいたしますので，定期購読更新のお手間が非常に少なく済みます．

◇住所変更届けについて

　年間購読をお申し込みされております方は，その期間中お届け先が変更します際，必ずご連絡下さいますようよろしくお願い致します．

◇取消，変更について

　取消，変更につきましては，お早めに FAX，お電話でお知らせ下さい．
　返品は，原則として受けつけておりませんが，返品の場合の郵送料はお客様負担とさせていただきます．その際は必ず弊社へご連絡ください．

◇ご送本について

　ご送本につきましては，ご注文がありましてから約 1 週間前後とみていただきたいと思います．

◇個人情報の利用目的

　お客様から収集させていただいた個人情報，ご注文情報は本サービスを提供する目的(本の発送，ご注文内容の確認，問い合わせに対しての回答等)以外には利用することはございません．

　その他，ご不明な点は弊社までご連絡ください．

株式会社 全日本病院出版会

〒 113-0033 東京都文京区本郷 3-16-4-7 F
電話 03(5689)5989　FAX03(5689)8030　郵便振替口座 00160-9-58753

2023年日本骨折治療学会・日本整形超音波学会
書籍販売にて**第1位**を獲得！！

好評

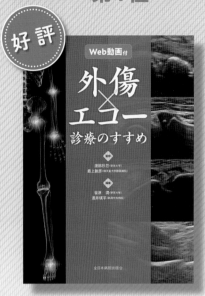

Web動画付

外傷×エコー 診療のすすめ

監修　渡部欣忍（帝京大学）
　　　最上敦彦（順天堂大学静岡病院）

編集　笹原　潤（帝京大学）
　　　酒井瑛平（新潟中央病院）

「あると便利」から「診療に必須」へ！
外傷×エコーの有用性、可能性について、
120本の動画と**豊富な図写真**で
徹底解説しました！

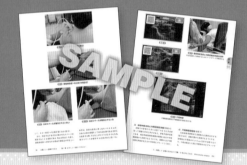

● 2023年7月発行　B5判　406頁
● 定価8,800円（本体8,000円＋税）

目次

第1章　まずエコーを使ってみよう！
A Step1 まず当ててみよう！
1. 運動器構成体の見えかた
2. 骨折・軟骨骨折の見えかた
3. 仮骨・骨癒合の見えかた

B Step2 実際に注射をしてみよう！
1. エコーガイド下注射のコツ①
　―注射前セッティング―
2. エコーガイド下注射のコツ②
　―注射中～注射後に困ること―

第2章　現場で使える！エコーガイド下伝達麻酔
A 上　肢
1. 総論　上肢伝達麻酔のすすめ
2. 各論
　1）頚椎神経根，頚神経叢，
　　腕神経叢（頚椎～鎖骨上）
　2）腕神経叢（正中・尺骨・橈骨），
　　筋皮神経（腋窩～上腕）
　3）上肢末梢神経（肘～前腕）

B 下　肢
1. 総論　下肢伝達麻酔のすすめ
2. 各論
　1）大腿神経，伏在神経（鼠径～大腿）
　2）坐骨神経，脛骨神経，総腓骨神経，
　　伏在神経（膝窩～足関節）
　3）下肢末梢神経

C 体　幹
1. 総論＆各論
　傍脊椎ブロック，脊柱起立筋面ブロック，
　腰神経叢ブロック

D 伝達麻酔時のピットフォール・トラブル回避術
1. 伝達麻酔時のピットフォール

E 小児外傷ですぐ使えるブロック
　―薬液の知識と心構え―
1. 子どもに優しい注射のコツ

第3章　明日からの診療が変わる！徹底解説 外傷エコー
A これだけは絶対押さえる！
エコーが活躍する外傷
1. 肩関節周囲の骨折・脱臼
2. 小児肘関節周囲の骨折・脱臼
3. 橈骨遠位端骨折
4. 大腿骨近位部骨折

B ここまで見える！　エコーが役立つ外傷
1. 上腕骨骨幹部骨折
2. 肘内障
3. 手指外傷
4. 膝外傷
5. 遠位脛腓靱帯損傷
6. 足関節三角靱帯損傷
7. アキレス腱断裂
8. Lisfranc関節損傷
9. 肋骨骨折
10. 頚椎外傷―椎骨動脈評価―

C 外傷エコー診療に活きる小ワザ集
1. 神経損傷を起こさない！　術前エコー評価①
　―鎖骨上神経，浅腓骨神経，腓腹神経―
2. 神経損傷を起こさない！　術前エコー評価②
　―外側大腿皮神経―
3. 絶対に残さない！　異物除去
4. 絶対に見逃さない！
　コンパートメント症候群の圧測定
5. 明日から使える！
　下肢DVTのエコー診断と動脈血採取
6. 明日からできる！　Wide awake surgery
7. 精密注射！　腰部麻酔
8. 精密照射！　低出力超音波パルス（LIPUS）療法におけるエコーガイドターゲティング
9. 一般整形外科でも知っておくべき！
　VAFにおける腓骨動脈穿通枝の探しかた

第4章　外傷後拘縮をつくらない！エコーガイド下運動療法
1. 手術だけで満足していませんか？
　―エコーは医師とPTをつなぐ"共通言語"―
2. 肩関節外傷性骨折後の拘縮をつくらない運動療法
3. 膝外傷後の拘縮をつくらない運動療法
4. 足関節外傷後の拘縮をつくらない運動療法

プロローグ　なぜ今，外傷・救急現場でエコーなのか？
エピローグ　外傷エコーの現実とこれから

 全日本病院出版会　〒113-0033　東京都文京区本郷3-16-4　Tel：03-5689-5989
www.zenniti.com　　　　　　　　　　　　　　　　　　　　　Fax：03-5689-8030

FAX 専用注文書

リハ 2412   年   月   日

○印	Monthly Book Medical Rehabilitation	定価(消費税込み)	冊数
	2025 年 1 月〜12 月定期購読(送料弊社負担)	40,150 円	
	MB Med Reha No. 305 在宅におけるリハビリテーション診療マニュアル 増刊号	5,500 円	
	MB Med Reha No. 300 膝スポーツ障害・外傷のリハビリテーション診療 実践マニュアル 増大号	4,400 円	
	MB Med Reha No. 293 リハビリテーション医療の現場で役立つくすりの知識 増大号	4,400 円	
	MB Med Reha No. 289 リハビリテーション診療に必要な動作解析 増刊号	5,500 円	
	MB Med Reha No. 280 運動器の新しい治療法とリハビリテーション診療 増大号	4,400 円	
	MB Med Reha No. 276 回復期リハビリテーション病棟における 疾患・障害管理のコツ Q&A—困ること, 対処法— 増刊号	5,500 円	
	バックナンバー(号数と冊数をご記入ください)		

○印	Monthly Book Orthopaedics	定価(消費税込み)	冊数
	2025 年 1 月〜12 月定期購読(送料弊社負担)	42,570 円	
	MB Orthopaedics Vol. 37 No. 10 運動器の痛みに対する薬の上手な使いかた 増刊号	6,600 円	
	MB Orthopaedics Vol. 37 No. 5 医師とセラピストをつなぐ スポーツエコー活用 web 動画付 増大号	6,270 円	
	バックナンバー(巻数号数と冊数をご記入ください 例：36-12 など)		

○印	書籍	定価(消費税込み)	冊数
	運動器臨床解剖学—チーム秋田の「メゾ解剖学」基本講座—改訂第 2 版	6,490 円	
	輝生会がおくる！リハビリテーションチーム研修テキスト—チームアプローチの真髄を理解する—	3,850 円	
	四季を楽しむ　ビジュアル嚥下食レシピ	3,960 円	
	優投生塾 投球障害攻略マスターガイド【Web 動画付き】	7,480 円	
	足の総合病院・下北沢病院がおくる！ ポケット判 主訴から引く足のプライマリケアマニュアル	6,380 円	
	外傷エコー診療のすすめ【Web 動画付】	8,800 円	
	明日の足診療シリーズIV　足の外傷・絞扼性神経障害、糖尿病足の診かた	8,690 円	
	明日の足診療シリーズIII　足のスポーツ外傷・障害の診かた	9,350 円	
	明日の足診療シリーズII　足の腫瘍性病変・小児疾患の診かた	9,900 円	
	明日の足診療シリーズI　足の変性疾患・後天性変形の診かた	9,350 円	
	足関節ねんざ症候群—足くびのねんざを正しく理解する書—	6,050 円	
	睡眠環境学入門	3,850 円	
	健康・医療・福祉のための睡眠検定ハンドブック up to date	4,950 円	
	小児の睡眠呼吸障害マニュアル第 2 版	7,920 円	

お名前 フリガナ _____ 印　　診療科 _____

ご送付先 〒　　−
□自宅　　□お勤め先

電話番号 _____　□自宅　□お勤め先

バックナンバー・書籍合計
5,000 円以上のご注文
は代金引換発送になります

—お問い合わせ先—
㈱全日本病院出版会営業部
電話 03(5689)5989

FAX 03(5689)8030

全日本病院出版会行

FAX 03-5689-8030

年　月　日

住 所 変 更 届 け

お 名 前	フリガナ	
お客様番号		毎回お送りしています封筒のお名前の右上に印字されております8ケタの番号をご記入下さい。
新お届け先	〒　　　　　都 道 　　　　　　　府 県	
新電話番号	（　　　　　　）	
変更日付	年　　月　　日より	月号より
旧お届け先	〒	

※ 年間購読を注文されております雑誌・書籍名に✓を付けて下さい。

☐ Monthly Book Orthopaedics（月刊誌）

☐ Monthly Book Derma.（月刊誌）

☐ Monthly Book Medical Rehabilitation（月刊誌）

☐ Monthly Book ENTONI（月刊誌）

☐ PEPARS（月刊誌）

☐ Monthly Book OCULISTA（月刊誌）

FAX 03-5689-8030

全日本病院出版会行

足の総合病院

ポケット判 主訴から引く 足のプライマリケアマニュアル

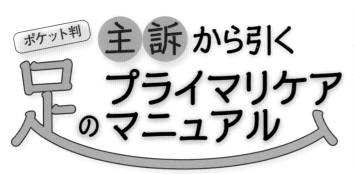

編著　下北沢病院

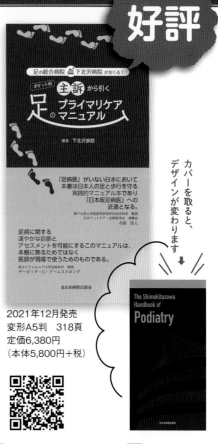

好評

2021年12月発売
変形A5判　318頁
定価6,380円
（本体5,800円＋税）

カバーを取ると、デザインが変わります

足の疾患を診るうえで、最初の問診で確認しなければならないこと、行った方がよい検査など随所に「下北沢病院流」がちりばめられている本書。
足に関わる疾患が網羅されており、これから足を診る先生にとっては手放せない1冊に、既に足をご専門にされている先生にとっても、必ず知識が深まる1冊になります。
ぜひご診療の際はポケットに忍ばせてください。

詳しくはこちら

日常診療で役立つ「足関節ねんざ症候群」の解説書！

足関節ねんざ症候群

―足くびのねんざを正しく理解する書―

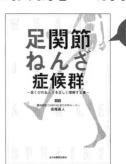

好評

編集　高尾昌人
重城病院CARIFAS足の外科センター所長

2020年2月発行
B5判　208頁
定価6,050円
（本体5,500円＋税）

詳しくはこちら！

「足関節ねんざ症候群」の知識をわかりやすく整理し、実地医家が診療を進めるうえで押さえておくべき要点をコンパクトにまとめた一書！
知識のアップデートに役立つ本書をぜひお手に取りください！

 全日本病院出版会　〒113-0033　東京都文京区本郷 3-16-4　Tel:03-5689-5989
www.zenniti.com　Fax:03-5689-8030

MEDICAL REHABILITATION
バックナンバー一覧

2021年
- No. 266 胸部外科手術の進歩と術前術後のリハビリテーション診療
  編集／小山照幸
- No. 267 実践！在宅摂食嚥下リハビリテーション診療 【増刊号】
  編集／菊谷 武（増刊号／5,500円）
- No. 268 コロナ禍での生活期リハビリテーション―経験と学び―
  編集／宮田昌司・岡野英樹
- No. 269 種目別スポーツ リハビリテーション診療
  ―医師の考え方・セラピストのアプローチ― 【増大号】
  編集／池田 浩（増大号／4,400円）

2022年
- No. 270 「骨」から考えるリハビリテーション診療
  ―骨粗鬆症・脆弱性骨折―
  編集／萩野 浩
- No. 271 リハビリテーション現場で知っておきたい高齢者の皮膚トラブル対応の知識
  編集／紺家千津子
- No. 272 大規模災害下でのリハビリテーション支援を考える
  編集／冨岡正雄
- No. 273 認知症の人の生活を考える―患者・家族のQOLのために―
  編集／繁田雅弘・竹原 敦
- No. 274 超高齢社会に備えたサルコペニア・フレイル対策
  ―2025年を目前として―
  編集／近藤和泉
- No. 275 女性とウィメンズヘルスとリハビリテーション医療
  編集／浅見豊子
- No. 276 回復期リハビリテーション病棟における疾患・障害管理のコツQ&A―困ること，対処法― 【増刊号】
  編集／岡本隆嗣（増刊号／5,500円）
- No. 277 AYA世代のがんへのリハビリテーション医療
  編集／辻 哲也
- No. 278 リハビリテーション診療に使えるICT活用術
  ―これからリハビリテーション診療はこう変わる！―
  編集／藤原俊之
- No. 279 必須！在宅摂食嚥下リハビリテーションの知識
  編集／福村直毅
- No. 280 運動器の新しい治療法とリハビリテーション診療 【増大号】
  編集／平泉 裕（増大号／4,400円）
- No. 281 訪問リハビリテーションで使える困ったときの対処法
  編集／和田真一
- No. 282 脳血管障害の片麻痺患者へのリハビリテーション治療マニュアル
  編集／安保雅博

2023年
- No. 283 骨脆弱性とリハビリテーション診療
  ―脆弱性骨折からがんの転移まで―
  編集／宮腰尚久
- No. 284 最期まで家で過ごしたい―在宅終末期がん治療・ケアにおいてリハビリテーション医療ができること―
  編集／大森まいこ
- No. 285 脳心血管病 予防と治療戦略
  編集／上月正博
- No. 286 在宅でみる呼吸器疾患のリハビリテーション診療
  編集／海老原 覚
- No. 287 高次脳機能障害と向き合う―子どもから高齢者まで―
  編集／橋本圭司
- No. 288 関節リウマチのリハビリテーション診療update
  編集／松下 功
- No. 289 リハビリテーション診療に必要な動作解析 【増刊号】
  編集／宮野佐年（増刊号／5,500円）
- No. 290 コロナ禍の経験から得た感染症対策
  編集／宮越浩一
- No. 291 嚥下内視鏡検査（VE）治療・訓練に役立つTips
  ―担当分野ごとのポイントを把握しよう！―
  編集／太田喜久夫
- No. 292 知っておくべき！治療用装具・更生用補装具の知識の整理
  編集／菊地尚久
- No. 293 リハビリテーション医療の現場で役立つくすりの知識 【増大号】
  編集／倉田なおみ（増大号／4,400円）
- No. 294 腎臓疾患・透析患者のリハビリテーション診療
  編集／武居光雄
- No. 295 ここまでやろう！大腿骨近位部骨折の包括的リハビリテーション
  編集／尾崎まり

2024年
- No. 296 知らなかったでは済まされない！ドレーン・カテーテル・チューブ管理の基本と注意点
  編集／菅原英和
- No. 297 リハビリテーション医療の現場で知っておきたい精神科関連の実践的知識
  編集／井上真一郎
- No. 298 ここがポイント！半側空間無視のリハビリテーション診療
  編集／水野勝広
- No. 299 リハビリテーションチームで支える神経難病診療
  編集／植木美乃
- No. 300 膝スポーツ障害・外傷のリハビリテーション診療実践マニュアル 【増大号】
  編集／津田英一（増大号／4,400円）
- No. 301 リハビリテーション診療において必要な書類の知識
  編集／高岡 徹
- No. 302 がんロコモ―がん患者の運動器管理とリハビリテーション診療―
  編集／酒井良忠
- No. 303 咀嚼・嚥下機能の評価とトラブルシューティング
  ―窒息・誤嚥性肺炎の危機管理―
  編集／柴田斉子
- No. 304 肩関節障害に対する機能評価からの治療戦略
  編集／西中直也
- No. 305 在宅におけるリハビリテーション診療マニュアル 【増刊号】
  編集／川手信行・水間正澄（増刊号／5,500円）
- No. 306 リハビリテーション医療とDX（デジタルトランスフォーメーション）
  編集／近藤国嗣
- No. 307 神経発達症のリハビリテーション診療
  ―子どもから成人まで―
  編集／橋本圭司

各号定価2,750円（本体2,500円＋税）．（増刊・増大号を除く）
在庫僅少品もございます．品切の場合はご容赦ください．
（2024年11月現在）

掲載されていないバックナンバーにつきましては，弊社ホームページ（www.zenniti.com）をご覧下さい．

2025年 年間購読 受付中！
年間購読料 40,150円（消費税込）（送料弊社負担）
（通常号11冊＋増大号1冊＋増刊号1冊：合計13冊）

click

全日本病院出版会　検索

MB Orthopaedics 誌最新特集から抜粋！

好評「日常整形外科診療に役立つ特集」のご案内

Monthly Book Orthopaedics オルソペディクス

各号定価2,750円（本体2,500円+税）

Vol.37 No.2 2024年2月号

私の膝外来—エキスパートの診察室—

編集　石川正和　香川大学教授

本邦を代表する「膝関節医」は、外来で何処に注目し診療を行っているのか？主要疾患を中心にエキスパートの着眼点を知れる虎の巻！

Vol.37 No.4 2024年4月号

仙腸関節障害のすべて

編集　村上栄一　JCHO 仙台病院院長

小さな部位ながら腰痛診療の要となる仙腸関節について、本分野のパイオニアたちが膨大な情報と知識のすべてを解説！

Vol.37 No.6 2024年6月号

多角的アプローチでみる慢性腰痛

編集　大谷晃司　福島県立医科大学教授

整形外科的アプローチにくわえ、精神科、麻酔科、内科、理学療法の視点から、慢性腰痛診療のヒントとコツが詰まった1冊！

Vol.37 No.7 2024年7月号

知っておくべき二次性骨折予防の基本知識

編集　萩野　浩　山陰労災病院院長

二次性骨折の予防について、前衛的な取り組みをしてきた施設のノウハウを紹介し、骨粗鬆症治療薬の開始だけではない、長期的目線を養う1冊！

Vol.37 No.8 2024年8月号

高齢者リウマチ性疾患の診かた

編集　高橋伸典　愛知医科大学教授

高齢発症関節リウマチの特性、リウマチ性多発筋痛症などとの鑑別、身体機能維持のポイント、積極的訓練の重要性など"高齢者"にこそ必要な視点をまとめた1冊！

全日本病院出版会　〒113-0033　東京都文京区本郷 3-16-4　Tel：03-5689-5989
www.zenniti.com　Fax：03-5689-8030

次号予告=============

リハビリテーション医療の現場で 役に立つポリファーマシーの知識

No. 309（2025 年 1 月号）

編集／昭和大学薬学部准教授　　　藤原　久登

ポリファーマシー概論
　—最新の話題—…………………溝神　文博
リハビリテーション医療の現場に
　ポリファーマシー対策が必要な理由
　………………………………武藤　浩司
リハビリテーション医療の現場における
　ポリファーマシー対策…………小島　太郎
リハビリテーション医療の現場での
　薬剤管理とポリファーマシー…中道真理子
ハイパーポリファーマシー………松本　彩加
急性期病棟における
　ポリファーマシーの知識………鈴木　亮平
回復期リハビリテーション病棟における
　ポリファーマシー対策…………田中絵里子ほか
地域包括ケア病棟における
　ポリファーマシー対策…………篠永　　浩
ケアミックス型病院における
　ポリファーマシー対策…………澁田　憲一ほか
介護老人保健施設における
　ポリファーマシー対策…………丸岡　弘治

編集主幹：宮野佐年	医療法人財団健貢会総合東京病院 リハビリテーション科センター長	
水間正澄	医療法人社団輝生会理事長 昭和大学名誉教授	**No. 308　編集：** 原　貴敏　国立精神・神経医療研究センター病院部長
小林一成	医療法人財団慈生会野村病院顧問	

Monthly Book Medical Rehabilitation　No. 308

2024 年 12 月 15 日発行（毎月 1 回 15 日発行）
　　定価は表紙に表示してあります.

Printed in Japan

発行者　　末　定　広　光
発行所　　株式会社　全日本病院出版会
〒 113-0033 東京都文京区本郷 3 丁目 16 番 4 号 7 階
　　　　電話（03）5689-5989　Fax（03）5689-8030
　　　　郵便振替口座 00160-9-58753

© ZEN・NIHONBYOIN・SHUPPANKAI, 2024

印刷・製本　三報社印刷株式会社　　　　電話（03）3637-0005
広告取扱店　**株式会社文京メディカル**　電話（03）3817-8036

・本誌に掲載する著作物の複製権・翻訳権・上映権・譲渡権・公衆送信権（送信可能化権を含む）は株式会社全日本病院出版会が保有します.
・ JCOPY ＜（社）出版者著作権管理機構　委託出版物＞
本誌の無断複写は著作権法上での例外を除き禁じられています. 複写される場合は, そのつど事前に, （社）出版者著作権管理機構（電話 03-5244-5088, FAX 03-5244-5089, e-mail: info@jcopy.or.jp）の許諾を得てください.
・本誌をスキャン, デジタルデータ化することは複製に当たり, 著作権法上の例外を除き違法です. 代行業者等の第三者に依頼して同行為をすることも認められておりません.